# 编委会名单


主　　审　查振刚　陈伟菊

主　　编　何金爱

编写人员　黄洁微　林清然　罗静兰　王　琳　邹海花　卢婉娴
　　　　　黄果花　骆春柳　李海燕　陶胜茹　周　燕　陈利芳
　　　　　罗　洪　严加洁　邓敏娉　余　健　陆　红　左　莉
　　　　　吴小珊　钱玉秀　曾秀月　曹淑霞　李　玲　张　莉
　　　　　付光蕾　单妙航　陈健聪　黄新可　高丽莲　王春丽
　　　　　李栩玲　王一淳　邓奕奕　梁　敏

秘　　书　王　琳　邹海花　严加洁

# 护理专案改善方法与案例

## Methods and Cases of Nursing Project Improvement Activities

何金爱　主编

暨南大學出版社
JINAN UNIVERSITY PRESS
中国·广州

图书在版编目（CIP）数据

护理专案改善方法与案例/何金爱主编．—广州：暨南大学出版社，2015.8（2020.5 重印）
ISBN 978－7－5668－1476－0

Ⅰ.①护…　Ⅱ.①何…　Ⅲ.①护理学—研究　Ⅳ.①R47

中国版本图书馆 CIP 数据核字(2015)第 122989 号

**护理专案改善方法与案例**
HULI ZHUANAN GAISHAN FANGFA YU ANLI
**主　编：何金爱**

---

出 版 人：张晋升
责任编辑：张仲玲　李倬吟
责任校对：胡　芸
责任印制：汤慧君　周一丹

出版发行：暨南大学出版社（510630）
电　　话：总编室（8620）85221601
　　　　　营销部（8620）85225284　85228291　85228292（邮购）
传　　真：（8620）85221583（办公室）　85223774（营销部）
网　　址：http：//www. jnupress. com
排　　版：广州联图广告有限公司
印　　刷：深圳市新联美术印刷有限公司
开　　本：787mm×1092mm　1/16
印　　张：11.25
字　　数：277 千
版　　次：2015 年 8 月第 1 版
印　　次：2020 年 5 月第 5 次
定　　价：39.80 元

# 序　言

当今时代是一个挑战质量的时代，追求医疗护理的高质量已成为医院生存发展的必然要求。护理质量管理是医院质量管理工作中的重要组成部分，要想从根本上提高护理管理质量，就要提高护理管理的科学化、规范化水平，提高护理管理人员对现代化管理理念和方法的认知水平与运用能力。这就要求护理管理人员不断更新观念，勇于探索创新，用现代护理管理理论和方法指导工作。本书正是在这种理念指导下通过对护理专案进行反复学习、思考、实践而催生出来的产物之一。

暨南大学附属第一医院开展的护理专案改善活动，主要是针对护理工作中的难点、热点问题，动员组织力量，运用系统理论和系统方法深入研究问题的本质，对问题进行系统分析，透过表面现象看出藏在问题背后的深层次原因，使存在的问题明朗化。然后运用科学的方法、理性的态度去解决实际问题。护理专案改善活动不仅使一个个与患者息息相关的问题迎刃而解，更激发了护理人员的工作热情，使团队的智慧得到充分发挥。

护理专案是一种具有开创性、系统性，并能有效地运用有限资源，从而期待获得最大效果的问题解决方案。通过此项活动，达到了深化以病人为中心的服务理念、夯实基础护理、创新服务模式、持续改善护理服务质量的目的。创优质护理活动没有最好，只有更好，永无止境，希望广大护理人员将优秀成果交流推广，再接再厉，促进护理管理规范化、科学化，提高服务质量，保障患者安全。

查振刚
2015 年 3 月

# 前 言

护理质量管理是保证患者获得优质安全护理的最重要的管理工作，是护理业务技术管理的核心。护理质量不是一个固定的目标，而是一个持续改进的过程。持续的质量改进是护理质量管理的灵魂。

2010 年 12 月，暨南大学附属第一医院为了更好地开展创优质护理服务工作，组织了护理管理人员赴台湾地区学习，在学习中了解到专案改善的质量持续改进方法。回医院后，进行了推广，取得了良好的效果，得到了护理人员的积极响应。如今，暨南大学附属第一医院开展护理专案改善活动已进入第五个年头，我们欣喜地看到，护理专案改善项目的数量不断增加，选题越来越精，不少护理人员学会了用科学的思维、方法、工具来解决临床问题，专案改善活动成果显著。为了与广大护理人员分享经验，我们特编写本书。

本书共分为五章，第一章介绍了医院护理质量管理的新思维、专案改善的概念和专案改善活动的特点；第二章着重介绍了护理专案改善活动的方法与步骤；第三章为护理专案改善活动的组织和开展；第四章为护理专案改善活动的评审与激励；第五章精选了 14 个专案改善活动案例，从不同的角度加深读者对护理专案改善项目从选题到效果评价等活动方法的理解。本书适合各级护理人员参考。

虽然我们在专案改善活动的开展方面积累了一些经验，但由于专案改善活动开展的时间不长，书中可能有些观点未必准确，案例未必严谨，希望与广大护理人员切磋，以期进一步完善本书。

在本书的编写过程中，参编人员在繁忙的临床护理工作之余，以敬业的态度常常挑灯编写到凌晨，在此感谢所有编写人员的辛勤付出。此外，特别感谢本书的编写秘书在沟通、协调和整合工作中倾尽全力。如今，本书得以与读者见面是对全体参编人员最好的回报与鼓励。

何金爱
2015 年 3 月

# 目录
CONTENTS

**序　言** …… 1

**前　言** …… 1

**第一章　护理专案改善概述** …… 1

第一节　护理质量与管理概念　/1

第二节　护理专案改善活动　/8

**第二章　护理专案改善活动的方法与步骤** …… 11

第一节　确立主题　/11

第二节　现状调查　/15

第三节　设定目标　/19

第四节　分析原因　/23

第五节　确定主要原因　/30

第六节　制定对策　/33

第七节　实施对策　/37

第八节　检查效果　/39

第九节　制定巩固措施及标准化　/49

**第三章　护理专案改善活动的组织与开展** ………… 51

第一节　护理专案改善活动的组织与管理　/51

第二节　护理专案改善活动的开展　/55

**第四章　护理专案改善活动的评审与激励** ………… 61

第一节　护理专案改善活动的评审　/61

第二节　护理专案改善活动的激励　/65

第三节　护理专案改善活动成果的推广　/67

**第五章　护理专案改善活动案例** ………… 71

案例一　提高住院患者基础护理服务的满意度　/71

案例二　提高护士对糖尿病患者胰岛素注射部位正确轮换执行率　/78

案例三　降低采集静脉血液标本不合格发生率　/85

案例四　降低患者鼻肠管堵管发生率　/94

案例五　提高实施肠内营养的患者床头抬高措施落实率　/100

案例六　降低手术室损伤性医疗废物处理成本　/106

案例七　提高呼吸机相关性肺炎核心防控措施执行率　/113

案例八　缩短急性缺血性脑卒中患者绿色通道停留时间　/124

案例九　提高足月顺产儿母婴皮肤早接触率　/130

案例十　降低对比剂外渗发生率　/137

案例十一　降低颅脑外科手术体位性压疮发生率　/143

案例十二　降低手术植入物提前放行率　/150

案例十三　降低采血回执单获取报告时间不准确率　/156

案例十四　提高门诊验单自助打印服务系统使用率　/163

**参考文献**　/169

第一章

# 护理专案改善概述

## 第一节 护理质量与管理概念

### 一、质量概念

国际标准化组织将质量定义为“反映实体满足明确和隐含需要的能力的特性总和”。定义中的“实体”是指可以单独描述和研究的事物，如活动、过程、产品、服务、组织、体系或人以及它们的组合。实体只有具备某种能力，才能满足人们的需要，包括满足明确或隐含的需要。这种需要可能是明文规定的要求，也可能是未注明但又是实际存在的需要。比如，护士为患者进行肌肉注射，技术规范中要求患者、药物、时间、剂量等必须是正确的，这就是明确的需要；但在注射过程中，患者需要护士动作轻柔、注射是无痛的，这就是隐含的需要。“特性”是指事物可以区分的特征。物的特性，如制氧机制氧的浓度；感官特性，如因嗅觉而产生的气味、因听觉而产生的噪音、因视觉而产生的色彩；行为的特性，如礼貌；时间的特性，如准确性、可靠性；功能的特性，如护理促进患者康复的作用。

质量观经历了符合性质量、适应性质量、满意性质量和卓越性质量四个发展阶段。符合性质量阶段和适应性质量阶段是以产品或服务是否符合标准及是否适合顾客需要的程度来衡量的；而满意性质量阶段和卓越性质量阶段是以满足顾客的期待、降低资源成本、减少差错和失误、控制风险为目的的。概括地说，质量包含三个层次，即规定质量、要求质量和魅力质量。规定质量是指产品或服务达到预定标准。如当患者入院时，护士为患者安排床位、评估患者、通知医生为患者诊治、按照开立的医嘱及时为患者进行治疗。要求质量是指产品或服务的特性在满足规定质量的前提下满足顾客的要求。如患者因担心进餐影响输液治疗，要求餐后再进行输液治疗，护士让患者安心进餐，餐后再给患者进行输液治疗，满足了患者的要求。魅力质量是指产品或服务的特性在达到规定标准的前提下远远超出顾客的期望。如患者在输液过程中，护士主动到床边询问患者是否需要大小便并协助患者如厕，患者非常感动。

人们对产品、服务的质量要求是动态的、发展的和相对的。它会随着时间、地点、环境的变化而变化。同样，患者对护理技术、护理服务的要求也是动态变化的。所以，应定期对护理技术、服务质量进行评审，按照变化的需要和期望，相应地改进护理技术、提高护理服务的质量，确保持续地满足患者的要求。

## 二、质量管理

质量管理（quality management）是组织为了使产品质量能满足不断更新的质量要求、达到顾客满意的程度而开展的策划、组织、实施、控制、检查、审核及改进等有关活动的总和。质量管理的核心是制定、实施和实现质量方针与目标，质量管理的主要形式是质量策划、质量控制、质量保证和质量改进。它是全面管理的一个中心环节。

1. 质量策划

质量策划包括：①服务策划，即对服务质量特性进行识别、分类和比较，并建立其目标、质量要求和约束条件；②管理和作业策划，包括组织和安排；③编制质量计划和作出质量改进规定。

2. 质量控制

质量控制的具体实施主要是对影响产品质量的各环节、各因素制订相应的监控计划和程序，对发现的问题和不合格情况进行及时处理，并采取有效的纠正措施。

3. 质量保证

质量保证是一种特殊的管理形式，其实质是组织机构通过提供足够的产品和服务信任度，阐明其为满足顾客和服务对象的期望而作出的某种承诺。质量保证分第一、二、三方保证。第一方质量保证是指产品生产者或服务提供者的质量声明和自我质量保证。第二方质量保证是指产品生产者或服务提供者对特定顾客或服务对象所作的特别质量保证。第三方质量保证是指社会上具有权威性的、客观公正的第三方（通常是专业或行业组织、独立检验试验机构、质量认证机构）通过对产品进行检验、试验、测量，对产品的生产体系或服务体系进行检查、评审，对符合要求的产品或服务出具有关文件（颁发证书），证明产品或服务符合某种规定的标准要求。

4. 质量改进

质量改进主要涉及以下方面：①产品质量改进，包括老产品改进、新产品开发及服务产品改进；②过程质量改进，包括采用新技术、新方法、新工艺、新材料、新设备，进行技术改造和技术革新，实施更科学、更严格的过程质量控制方法和手段；③体系质量改进，包括采用 ISO 9001 质量管理体系标准和借鉴其他管理体系标准；④增强质量保证能力，提升服务信誉和组织信誉，提高顾客满意度，培养顾客忠诚度；⑤提高质量经济效益，包括增强质量效益和降低质量成本。

## 三、护理质量与管理

### （一）护理质量

护理质量是指护理服务活动要符合卫生法律法规、护理工作标准、技术规范，并满足人民群众对护理服务的需求。护理质量标准反映了一定社会发展阶段的价值观。

卫生部制定、颁布的《三级综合医院评审标准实施细则》（2011 年版）中要求：护理质量应是能为患者提供符合规范、增加良好结局以及降低不良结局的护理服务活动。因此，医院的医疗护理质量管理要考虑双向目标，一方面，要增加患者的良好结局，使患者在现有的医疗技术、治疗方案运用过程中，获得最优化的治疗以达到最佳护理成效，如肿瘤患者的肿瘤切除或消失、感染患者的炎症消退、糖尿病患者血糖控制达标、下肢静脉闭塞患者闭塞的血管重新获得通畅及器官、组织功能得到最大的康复等；另一方面，还要减少因具有侵入性和创伤性的手术、治疗、检查、用药、护理而并发的不良结局或不良事件，也就是要降低医疗护理过程中的风险及不良事件的发生率。

### （二）护理质量管理

护理质量管理是指按照护理质量形成的过程和规律，分析和研究构成护理质量的各组成要素，建立护理质量管理体系，通过对护理质量管理体系实施有效的计划、组织、协调和控制，以保证护理服务达到规定的标准，满足甚至超越服务对象需要的活动过程。

1. 护理质量管理的任务

（1）建立护理质量管理体系。质量管理体系是实施质量管理所建立的组织结构、制度、标准、实施程序和所需资源的总和。

①建立护理质量管理组织结构。医院成立护理质量与安全管理委员会，护理质量与安全管理委员会下设各质量与安全管理小组，如基础护理质量管理小组、患者安全质量管理小组等，各质量与安全管理小组有明确的质量管理具体任务、职责和权限，并定期组织专题研究护理质量与安全工作，保证护理服务质量的不断提高。临床科室成立质量管理组织，护士长是护理单元或临床科室的第一责任人，要负责在护理单元或临床科室建立三级质控网，一级质控由责任护士或高级责任护士负责，二级质控由组长负责，三级质控由专科护士或护士长负责。人人参与质量管理，体现“我的患者我负责，我对护理质量负责”的理念。

②制定护理质量制度与标准。制定并落实护理工作核心制度，如查对制度、交接班制度、分级护理制度、查房制度、会诊制度、危重患者抢救制度及不良事件报告制度等。护理质量标准是护理质量管理的基础，建立质量标准非常重要。标准是一种作为模式或规范而建立起来的测量单位或具体的尺度，包括时间标准、程序标准、质量标准和行为标准等。国家卫生法律法规、省级医疗护理规章/规范，如卫生部颁布的《三级综合医院评审标准实施细则》《综合医院分级护理指导原则》《静脉治疗护理技术操作规范》《护理工作管理规范》《临床护理技术规范》《临床护理文书规范》以及《广东省医院临床护理服务质量评价指南》《广东省医院临床护理质量管理与控制指标》《广东省医院急诊护理等 19 个专科领域患者安全质量目标》等都是护理质量标准。医院及各科室要根据行业标准、护理质量标准等制定科学的、操作性强的护理工作标准/常规/指引，动态调整，并逐一落实在责任护士的职责和工作内容中。

③建立护理质量管理实施程序。建立了制度与标准，就需按照制度与质量标准完成技术操作，保证向患者或其他服务对象提供满意的技术或服务。质量监察和质量评价是护理质量管理实施程序中的重要部分。质量监察的方式包括访谈、实地考察和检查文件记录三个方面。质量监察的形式有自我监察、跨部门监察和外来者监察等。根据质量监察结果，及时发现影响护理质量的高危因素或薄弱环节，采取有效的护理措施，减少不良结局，增加良好结局。质量监察主要内容包括监察护理标准是否完善、是否按照标准实施及成效如何，临床护理质量监察主要包括患者护理质量监察和对护士护理操作技术质量监察两个方面，可以由医院护理质量管理委员会组织实施，也可以由临床各科室组织实施。患者护理

质量监察由病区护士长、专科护士和护理组长把关，一般采用现场查看方法，如基础护理的落实情况，包括患者口腔、皮肤、毛发的清洁等。护士护理操作技术质量监察，通常由负责教学培训的组长或护士长进行临床实践考核，以确保护理操作技术质量。护理质量评价以患者满意度、护理人员满意度及护理工作质量和效率为评价对象。临床上可通过建立护理工作质量指标（如分级护理正确率、消毒隔离合格率等）、临床护理质量指标（如使用药物错误发生率、高危药物外渗发生率等）和专科护理质量指标等进行评价。

④优化护理质量管理资源。针对实施和实现质量管理体系的战略与目标所需的资源，包括人员、基础设施、工作环境及信息资源等，对资源进行识别、配备、评价和改进，特别强调对人力资源的管理。

（2）进行质量教育。包括质量意识、持续质量改进理念和患者安全文化教育、质量管理方法和技术、质量责任等。护理管理者应加强质量教育，不断增强全体护理人员的质量意识，使护理人员认识到自身在提高护理质量中的责任。护理质量管理的三段论指出：其一，护理质量是做出来的，不是检查出来的；其二，护理质量是护士做出来的；其三，没有“有质量的护士”就没有“护理工作质量”。没有持续的教育训练就不会有护理质量的持续改进；护士是质量的主体，护理质量管理要自下而上；护士要对患者负责，对护理行为负责，对护理质量负责；护士是质量管理的最后一道屏障；护理管理者要通过不断与完善护理核心工作制度、专科护理指引、专科护理常规以及对护士进行持续的教育训练，形成护理质量持续改进的长效机制。

（3）进行全面的质量控制。全面质量管理的一个重要特点是预防性，即变仅靠“事后把关”为加强“事前预防”，变管理结果为管理要素，对影响护理质量的各要素、各过程进行全面的控制。影响护理质量的各要素包括：人——护士；设备——各种医疗护理设备，如呼吸机、输液泵；材料——各种物资、护理材料，如输液工具；方法——工作的方法、条件和环境。人的管理包括护士配备、对护士进行培训和技能训练。护士要有慎独精神，要监察和审视自己的护理行为，做正确的事，正确地做事，保证一次就做对。设备的管理是要保证设备供应、正常运转，尽早发现设备运转不良的情况并分析原因，采取适当的措施；而且还要进行预防性维护，防患于未然。材料的管理主要是物资、护理材料的供应，应加强检查，改进保管方法，避免碰伤、变形和变质等。方法的管理主要是把工作的方法标准化、规范化，通过统一的护理常规、清晰的职责规范和重要程序指引等为护士与护理工作营造一个正向安全的工作环境；确保后勤和临床支持工作到位，要为护士工作提供保障条件及激励机制。影响护理质量的各环节是指护士照顾患者的过程环节，包括对患者的评估、护理问题的诊断、护理措施的实施及评价。过程控制以护理人员为取向，针对护理工作过程制定质量标准，包括管理工作、护理技术工作、各项护理工作的质量标准，也包括护理措施标准和护理操作标准。

（4）持续改进护理质量。护理质量不是一个固定的目标，而是一个持续改进的过程。护理质量持续改进途径有以下四个方面：一是了解护理服务及护理工作质量的现状，在不同的时间、地点、环境中，可通过患者对护理服务的满意度调查，质量与安全管理小组、科护士长、病区护士长及护理人员的检查等发现护理工作中存在的问题或潜在的隐患，分析、判断持续改进的必要性。二是确立改进应达到的目标，根据患者的需求和期望，结合服务功能定位及实际情况，确立改进的目标。三是寻求改进的办法并有效实施，分析、改进所需过程及相关资源的要求，落实相关人员按过程予以执行。四是对改进的效果进行评价。保证结果达到设定的目标，如果效果不理想，应进一步追溯原因，加以解决，直至达到预期目标。

2. 护理质量管理的原则

（1）以患者为中心的原则。

临床护理工作必须以患者为中心，为其提供基础护理服务和护理专业技术服务，密切观察病情变化，正确实施各项治疗、护理措施，提供康复和健康指导，保障患者安全。因此，护理人员必须时刻关注患者存在或潜在的护理问题及需求，并不断改进护理质量，达到或超越患者的期望，提高患者满意度。

（2）领导作用原则。

领导作用体现在两个方面：一是确定组织宗旨和方向；二是协调。护理部主任、护士长是医院护理工作的领导者，要让全体护理人员意识到为患者提供安全、优质、高效、经济的护理服务是护理质量管理的目标。通过其领导作用及质量决策，创造一个能使全体护理人员参与的良好的工作氛围，并与其他相关部门沟通、协调，获得支持、配合，确保护理质量管理体系有效运行。

（3）全员参与原则。

护理质量是护理人员劳动的结果，各级护理管理者及一线护理人员的工作态度和行为都直接影响着护理质量。因此，护理管理者必须重视人的作用，对护理人员进行培训和开发。目前，开展品质管理圈（Quality Control Circle，QCC）活动、护理专案改善活动都是能够很好地引导护理人员自觉参与护理质量管理工作、充分发挥护理人员的主观能动性和创造性的方法。

（4）过程方法原则。

一个组织的质量管理体系就是通过对各种过程进行管理来实现的。护理工作由多个护理程序和环节构成，要得到良好的护理结局，需对过程进行管理，主要是对关键护理程序、环节进行管理，如此可以更高效地得到期望的结果。临床上常采用个案的系统追踪法探讨护理环节质量管理中存在的问题，并加以改进，确保患者的需求和期望得到满足。

（5）系统方法原则。

所谓系统方法是从系统地分析有关数据、资料或客观事实开始，确定要达到的优化目标，然后通过设计或策划为达到目标而应采用的各项措施和步骤，以及需要配置的资源，形成一个完整的方案，最后在实施中通过系统管理而取得良好结局。如在专案改善活动中的原因分析环节，主要从“人、机、物、法、环”多个方面进行分析，系统、全面地考虑多方面的因素，针对这些因素制定并落实相应的改进措施，以达成目标。

（6）基于事实的决策方法原则。

决策是在工作前选择最佳工作方案的过程，对数据和信息的逻辑分析及判断是有效决策的基础。以事实为依据作决策，可减少决策不当和防止决策失误。在临床中，通过建立临床护理质量指标对护理工作质量进行科学管理，如患者分级护理的正确率、抢救物品的合格率等；护理管理者通过对各项指标的测量及监控，以掌握最准确的信息和资料，运用统计技术来评估、分析和说明工作过程的变异性，利用数据分析结果，结合临床实际，作出决策并采取行动。

（7）持续改进的原则。

持续改进是指在现有水平上不断提高服务质量、过程及管理体系的有效性和效率的循环活动。为了能有效开展持续改进，一方面，要强化各层级护理人员追求卓越质量的意识，以追求更高的护理过程效率和有效性为目标，主动寻求改进机会，确定改进项目，而不是等问题出现再考虑改进；另一方面，当出现护理问题时，不是仅简单处理这个问题，而是需要系统地调查、分析原因，采取纠正措施，并检验措施效果，总结经验且形成规范，杜绝类似问题再次出现，以实现持续质量改进。目前护理质量持续改进多采用品质管理圈和护理专案改善活动等方法来进行。

3. 护理质量管理的方法

护理质量管理的目标是保障患者诊疗护理过程的安全有效，而护理质量是一个持续改进的过程。侵入性医疗技术的广泛应用和医疗的高风险使患者在医疗过程中更容易遭受伤害。采用科学的质量管理方法和分析工具，可以前瞻性地预测流程和系统中的漏洞，也可以回顾性地分析医疗护理不良事件，找出根本原因，进而从根本上改进和优化服务流程，避免或预防不良事件的发生。常用的护理质量管理方法有 PDCA 循环、根本原因分析法（Root Cause Analysis，RCA）、失效模式与效应分析（Failure Mode and Effect Analysis，FMEA）及五常法。

（1）PDCA 循环。

PDCA 循环是将解决问题的过程分为计划（plan）、执行（do）、检查（check）、处理（action）4 个阶段进行科学的质量管理，在不断的循环中体现持续改进和质量管理的系统性。PDCA 循环由美国质量管理专家戴明提出，又称戴明循环。

P——计划阶段：确立问题和目标，以及具体行动步骤的过程，是为了实现目标，对未来行动进行设计的活动过程，是制订计划、实施计划，以及检查评价计划的工作过程。

D——执行阶段：按照制订的计划措施认真执行，以实现质量改进的目标。

C——检查阶段：对照计划要求，检查、验证实际执行情况的效果，及时发现改进过程中的经验及问题。

A——处理阶段：把成功的经验加以肯定，制定成标准、程序、制度，巩固成绩，克服缺点。提出这一循环中存在的问题，让其转入下一循环去解决。

（2）根本原因分析法（RCA）。

根本原因分析法，是一种回顾性不良事件分析工具，是一个系统化的问题处理过程。对已发生的不良事件进行科学分析，找出系统中的潜在失误及根本原因，分析整个系统及过程而非个人执行上的过错与责任，找出预防措施，制订可执行的计划，避免类似事件再次发生。RCA 的目标是发掘“5W1H”。What：发生了什么不良事件，造成了什么样的结果。Who：在哪个患者身上发生的，当事人是谁。When：发生的时间是什么时候。Where：在哪里发生。Why：为什么会发生。How：怎么样才能杜绝此类事件的再发生。目前许多医院护理部门多采用此方法分析护理不良事件，从“人、机、物、环、法”五个方面，确定近端原因，逐步找出问题的根本原因并加以解决。

（3）失效模式与效应分析（FMEA）。

失效模式与效应分析是一种系统的前瞻性管理方法，并不是针对已经发生的不良事件进行分析，而是为了预防不良事件的发生，分析系统中每一个环节有可能产生的错误模式及其对系统造成的所有可能影响，并按每一个错误模式的严重程度、发生的可能性、被发现的可能性，计算风险优先指数（RPN），最后采取进一步的改善方法，如此持续进行，防患于未然。近年来许多医院管理部门将 FMEA 应用于风险管理与患者安全管理的研究和临床运用，包括在新工作流程设计、现行操作流程改造、旧流程用于新情境、病房软硬件设备、医院整体布局设计等方面的应用。FMEA 也运用于护理质量改进。前瞻性分析、识别护理流程中潜在的危险因素，预防技术失效。如给药环节、高危药物注射、输血等高危技术操作流程，提高患者护理过程中高危环节的安全性，为护理质量持续改进提供方法和保障，为护士创造一个不出错的环境。

（4）五常法。

五常法是用来创造和维护良好工作环境的一种有效方法，包括“常组织”“常整顿”“常清洁”“常规范”“常自律”，源于五个以“S”为首的日本字，所以又被称为5S。五常法是全面质量管理的基础。

①常组织：判断出完成工作所必需的物品并把它与非必需的物品分开，将必需品的数量降低到最低程度并把它放在便利的位置上。

②常整顿：将需要的物品按照规定定位、定量摆放整齐，明确标示，30 秒内就可找到或把它储存好。

③常清洁：清除工作场所各区域的垃圾，保持环境、物品、仪器、设备始终处于整齐、干净的状态。

④常规范：就是连续地、反复不断地坚持常组织、常整顿和常清洁活动。将以上“三常”的做法规范化、制度化，并维持成果。

⑤常自律：就是从自觉执行各项规定和规则，每天运用五常法，养成良好的习惯，维护环境的整洁和美观。

# 第二节　护理专案改善活动

## 一、专案改善的概念

专案（project），又译为项目。由全球项目管理的权威机构——美国项目管理协会（Project Management Institute，PMI）组织编写的《项目管理知识体系指南（PMBOK 指南）》指出：“专案是为创建某一独特的产品、服务和成果而临时进行的一次性努力。”临时是指专案有确定的开始日期和结束日期。独特意味着专案改善活动的最终结果不重复。对专案更具体的解释是用有限的资源、有限的时间完成特定目标的一次性工作。专案简单来说就是要处理的案件或重要事件。

改善是指消除问题并达到自己或别人的期望，获得的利益高于解决成本，并能持续保持其成果。

专案改善（Project Improvement Process）是指专业人员和各级主管就某项工作任务或问题开展系统的规划研究，通过现状调查、科学分析，制定改善措施，执行、检讨和控制，以达成预先设定的目标，且将改善方案进行标准化的全部过程。专案改善是以个人或小组的形式解决单位内或跨部门之间的各类问题，专案改善强调的是系统的改善。如果一个问题对应一个解决措施则属于提案而非专案；如果问题较为复杂，出现后并不能马上确定产生问题的原因和对应措施则需用专案改善去解决。

专案管理（Project Management，PM）是对特殊的项目或方案数据进行的单独管理，通过一套有效的方法与技巧，在预定的时间、预算及资源下，使得目标顺利达成。专案管理包括九大领域：时间管理、成本管理、质量管理、人力资源管理、沟通管理、风险管理、范围管理、综合管理和采购管理。专案改善活动是专案管理的形式之一。

## 二、专案管理的历史

专案管理的历史源远流长，我国的长城、埃及的金字塔、古罗马的供水渠等不朽的伟大工程可称为成功专案管理的典型实践例子。20 世纪 40 年代，美国把研制第一颗原子弹的任务作为一个专案改善活动来管理，命名“曼哈顿计划”，是专案管理的萌芽。20 世纪 50 年代后期，美国出现了关键路线法（Critical Path Method，CPM）和计划评审技术（Program Evaluation and Review Technique，PERT）。20 世纪 60 年代，这类方法在由 42 万人参加、耗资 400 亿美元的“阿波罗”载人登月计划中应用，并取得巨大成功。此时，专案管理有了科学的系统方法，标志着专案管理的成熟。20 世纪 70—80 年代，专案管理迅速传遍世界其他各国，当时，在我国 CPM 称为统筹法（这是华罗庚教授首先将其介绍到国内时，根据其核心思想为它取的名称）。专案管理很快从美国最初的军事专案和宇航专案扩展到各种类型的民用专案。专案管理除了计划和协调外，对采购、合同、进度、费用、质量、风险等给予了更多重视，初步形成了现代专案管理的框架。

## 三、专案改善活动的特点

1. 问题向导性（problem oriented）

专案改善活动是以解决问题为导向的。发现工作中存在的问题是组织专案改善活动的基础和前提。围绕工作中存在的问题来开展专案改善活动，一个接一个地解决问题，解决一个问题就是前进了一步。

2. 目的性（goal directed）

专案改善活动是有意图的。专案改善活动要能达到一特定的目标。任何专案改善活动都是服务于实现特定目标的。专案改善活动实施过程中的各项工作都是为实现专案改善活动的预定目标而进行的。

3. 唯一性（unique）

唯一性是指专案改善活动所涉及的内容和目标是以前没有做过的。专案改善活动所产生的服务或完成的任务都具有一定的独特之处，与其他专案改善活动所产生的服务或完成的任务在一些关键特征（如时间期限、费用和性能质量等方面）上具有明显的差别。

4. 冲突性（conflict）

冲突性是指专案改善活动的目标要素之间存在着冲突性。专案改善活动管理的三个目标要素：范围、时间和成本之间具有相互冲突性。一般来说，范围越大，质量越高，所需要的时间就越长，成本就越高。而对于专案改善活动的目标来说，则是范围越大越好、质量越高越好、时间越短越好、成本越低越好。

5. 生命周期性（life cycle）

生命周期性是指专案有确定的开始日期和结束日期，都是有始有终的。专案改善活动的历时是有限的，而不是不断重复、周而复始的。专案改善活动的成功意味着目标实现，失败意味着专案改善活动终止。专案改善活动的生命周期一般分为启动阶段、计划阶段、执行阶段和评价阶段。

## 四、护理专案改善活动概述

1. 护理专案改善活动概念

护理专案改善活动是指临床护理人员和护理管理人员以管理学理论为依据，以应用问题处理过程为方法，动员护理人员及相关人员的力量，对临床护理工作中所面临的人、事、物进行改善，以有效提高护理质量的活动。护理专案改善是一种具有开创性、系统性，能有效地运用有限资源，而期待获得最大效果的问题解决方案。护理专案改善是提高护理质量的科学手段，近年来在台湾地区得到广泛重视和运用。

2. 护理专案改善活动与品管圈的异同

在活动的目的、意义、方法和步骤上，专案改善和品质管理圈活动是基本相同的，但在所解决问题、活动的形式上两者有所不同。一般来说，专案改善活动解决较大的问题，甚至是行业中的难题，而品质管理圈解决的是工作中存在的原因、对策不清楚等较小的问题。专案改善活动中发现工作中存在的问题，是组织专案改善活动的基础和前提。发现问题，决定着手去解决，才成立由问题相关人员参与的专案小组，专案改善活动不需要制定象征性意义的圈名、圈徽和口号，问题改善了，小组也就不存在了。品质管理圈则是由相同、相近或互补的工作场所的人们自发组成数人一圈的小圈团体（又称QC小组，一般6人左右），制定有象征性意义的圈名、圈徽和口号，小圈团体成立后，着手发现、解决工作中出现的一个问题或课题，之后小圈团体不解散，又开始去寻找、解决另一个问题或课题。

3．护理专案改善活动与护理研究活动的异同

护理专案改善活动要能达到一特定的目标，这与护理研究活动有相似的特性及过程。护理专案改善活动要解决具体的护理方面的事件，必须要采取实际行动与措施，必须有可行的改善措施。护理专案改善活动的实用性佳，护理研究活动是促进护理专业发展之必需，也是护士专业成长之必需，但护理研究活动的应用度较差。

降低某外科病房采血标本溶血或凝固的专案改善活动、提高某病区新入院患者对环境介绍满意度的专案改善活动、提高24小时母婴同室执行率的专案改善活动、提升新生儿加护病房早产儿出院准备服务完整性的专案改善活动，都有解决问题的方法措施，有实施措施后的效果评价，有很强的操作性。

而某医院护理人员职业生涯、工作压力、工作满意度、离职倾向的研究，门诊护理人员工作压力事件的探讨，某社区母乳喂养现状及影响因素的研究，都是对现象的分析调查，给人以启示，但并没有涉及采取哪些措施就一定可以改变现状，且改变到何种程度等方面。

4．护理专案改善活动的宗旨

（1）激发思考能力，发挥潜能。

在执行专案改善活动的过程中，专案改善活动团队的每一位成员，应用关键性思考的能力，通过个人不断内省的技巧，去评估问题发生的原因。同时，专案改善活动团队的成员在过程中通过不断地讨论，启发及引导每一位成员思考，以改善临床护理结局。

（2）以科学的方法、理性的态度解决问题。

专案改善活动主要是要解决工作中产生的问题，不能以一己之见决定问题的所在，必须以客观的数字资料呈现问题的原因，才能有效解决问题。

（3）提供改善护理业务的方法，分享经验与成果。

经过不断的努力将专案改善活动完成之后，积极将专案改善活动成果发表，通过发表的机会，与不同的部门或医疗机构进行经验分享，提升护理质量与竞争能力，使护理专业的知识及技能有所传承，以提高专业水平。

（4）鼓舞临床护士的士气，提升护理质量 。

专案改善活动作为成组的工作，在进行专案改善活动之初，通过发挥团队精神，运用头脑风暴法，调动每一位成员的主观能动性，增强了团队的凝聚力。积极进行专案改善活动，直至活动完成，无形中使得护理质量大为提升。

第二章

# 护理专案改善活动的方法与步骤

## 第一节　确立主题

开展专案改善活动，首先要确立主题。确立主题就是选择和确定专案改善立足点、工作方向和方法的过程，这是极为重要的一步。主题关系到活动的方向、广度、深度和活动的意义，是决定专案改善活动是否成功的关键。

### 一、专案改善主题分类

根据专案的来源，专案主题可分为三类：指令性专案主题、指导性专案主题和自选性专案主题。根据专案改善内容，专案主题分为质量安全型、技术改进型、服务效率型、管理指标型和成本节约型五种类型。

**（一）根据专案来源分类**

1．指令性专案

指令性专案来源于国家政府部门下达的政策、文件、法律法规等，主管部门根据学科发展、质量方针、目标的要求，通过行政指令的形式，指定有关部门或某单元必须在某一时段完成。比如，2010 年全国开展的“优质护理服务示范工程”活动中，优质护理服务示范病房考评标准要求病房基础护理合格率≥90%，护理部把任务指派到基础护理质量管理小组，要求其设立专案改善全院基础护理措施的落实情况，提高全院病房基础护理合格率。又如，在卫生部 2011 年颁布的《三级综合医院等级医院评审实施细则》中要求高危患者压疮评估率达到 100%，护理部将这一任务分配给伤口及慢性伤口护理小组和危重症护理小组，要求其通过合作，开展专案改善活动提高高危患者压疮评估率。

2．指导性专案

由主管部门根据本单位实际情况以及问题的迫切程度，向护理人员推荐若干主题，成立不同的专案小组开展相关的改善活动。比如，某医院护理部针对护理不良事件发生的情况，向护理人员公布了两个建议改善的专案主题：“减低用药错误的发生率”“减低器械性压疮的发生率”，供全院护理人员选取。又如，在某年某医院新大楼落成启用一年后，护理部根据上报的不良事件统计出医院发生患者跌倒的案例较前一年增多且程度严重，建议患者安全小组和预防跌倒研究课题的护理人员共同组成小组，设立专案减少医院患者跌倒事件的发生。

指令性课题和指导性课题是医院管理活动中迫切需要解决的问题，已经下达给某部门或某单元活动小组的，就应该调动活动小组成员的主观能动性，共同努力，在规定的时段内去完成。

3. 自选性专案

由护理人员在护理技术、护理质量、护理安全、护理服务和护理管理等领域根据现存的或潜在的问题自行选择课题。由于自选课题灵活，改善潜力大，是目前护理专案改善活动中最普遍、护理人员最擅长的一种选择课题的方式。临床护理工作中存在的问题，有些是通过稍加注意就可以改善的，无须设立专案，而有些问题只能暂时解决，工作稍有松动，问题又会出现。这种问题就需要开展专案改善活动进行研究解决，只有这样才可以使护理工作质量实现螺旋式上升而不是波浪式起伏。

### （二）根据专案改善内容分类

1. 质量安全型专案

围绕临床护理质量、安全存在的问题，针对护理不良事件的防控与安全措施改善活动。如针对患者身份识别错误、执行医嘱错误、手术患者手术部位及术式错误、用药错误、住院患者压疮、院内跌倒/坠床、择期手术后并发症（如肺栓塞、深静脉血栓形成、肺部感染、人工气道意外脱出）等不良事件而开展的专案改善活动。

2. 技术改进型专案

随着科学技术的进步、护理学科的发展以及人民群众日益增长的对健康服务的需求，我们需要不断改进、更新护理技术，以提高护理质量和患者满意度。比如，将 PICC 置管的维护规范化、标准化，则可降低 PICC 置管患者非计划拔管率；规范鼻肠管肠内营养中的关键环节等护理措施，把技术操作标准化，则可降低鼻肠管堵管发生率；通过有效的直肠指力刺激和选择规律性排便训练时机与方法，则可降低脊柱术后患者的便秘发生率。

3. 服务效率型专案

根据服务理念的转变，针对患者、家属或员工的意见和要求，提出专案改善。这类主题以推动护理服务工作程序化及标准化、提高服务质量、创新护理工作模式和优化服务流程为主。如“提高门诊验单自助服务系统使用率”“提高门诊患者就医体验满意度”“提高患者在预约时间内准时检查率”“提高出院患者的随访率”等专案。

4. 管理指标型专案

为了提高护理管理水平，专案改善活动主题可以从部门管理指标中选择，如上级下达的有关临床护理质量管理与控制指标、十大安全目标等。如“降低高危药物外渗发生率”“降低输血/输液反应发生率”“提高跌倒/坠床高风险患者评估率”“降低新入职护士离职率”“提高住院患者优质护理服务满意度”等专案。

5. 成本节约型专案

成本节约型专案改善是通过减少耗材使用或提高废物再利用等达到降低成本的目的。如“降低手术室医疗垃圾重量”“降低 ICU 各种卫材成本”“降低供应室显微手术器械清洗过程损坏率”“降低影像科设备维修成本”等专案。

## 二、专案改善立题原则

1. 主题宜小不宜大

这里所说的“大”“小”，是指专案改善的内容和范围。主题太大在短期内难以实现目标，如“降低鼻咽癌放射治疗后张口困难发生率”，鼻咽癌放射治疗疗程长，到并发张口困难的时间久，观察所需要的时间跨度大，短期内难以观察到目标是否实现。小主题周期短，一般 6 个月至 1 年可以实现目标，如果超过 1 年，最好修改选题，缩小范围。

2. 主题名称应一目了然

直接表明需要解决什么问题，如“降低对比剂外渗发生率”“降低呼吸机相关性肺炎发生率”“缩短颅脑急诊手术患者准备时间”等专案。但是，如“住院患者健康教育专案改善”，从该专案改善主题名称，我们无法得知其具体需要解决的问题。

3. 选择临床护理工作中切实存在的需要解决的问题

例如，“降低 ICU 高危患者压疮发生率”“降低化疗患者静脉炎发生率”“降低危重患者转运意外发生率”“提高实施肠内营养的患者床头抬高措施落实率”“提高足月顺产儿母婴皮肤早接触率”等专案。但是，如“提高护士对冠心病患者血脂达标知晓率”，护士对患者血脂是否达标的知晓并不是临床实践中存在的需要解决的关键问题，所以该专案立题并不恰当。

4. 与法律、法规、政策方针的要求相吻合

仅以增加创收为目的的专案是违背卫生行政部门相关方针政策的。另外，为了得到数据，对试验组患者实施能够促进良好护理结局的护理措施，但是对对照组并没有实施，这样就违反了护理伦理学的公平原则，这也是不允许的专案立题。

5. 综合考虑，择优立题

一般根据课题的可行性、目的和意义确立主题。如果有多个需要改进的问题同时摆在面前，可以根据要解决的问题的紧迫性、重要性、可行性、经济性和方针性五个方面来综合考虑，作出优先选择来确定主题。

（1）紧迫性：问题已经出现，必须马上解决。比如，ICU 鲍曼不动杆菌感染接二连三发生，问题已出现，需要尽快查明原因，控制感染蔓延，与控制鲍曼不动杆菌感染相关的专案选题就有强烈的紧迫性。

（2）重要性：不是很紧急，但是问题很严重，需要得到重视、重点解决。比如，呼吸机相关性肺炎会导致住院患者住院时间延长，甚至引起死亡。所以以“提高呼吸机相关性肺炎核心防控措施执行率”为主题的专案非常重要。

（3）可行性：落实解决问题的措施的可能性大，具有可操作性。比如，“降低 ICU 高危患者压疮发生率”较“提高呼吸机相关性肺炎核心防控措施执行率”可行性强，因为前者主题干扰因素较少，护理自主性较强，容易实施。而后者涉及医生、护理人员等多个专业及多个操作流程，实施起来比前者难度大。

（4）经济性：问题解决之后能获得经济效益。比如，“减少医疗垃圾重量以降低成本”，目标达成后可以降低医疗废物的处理成本。如果一个专案需要花费超出常规几倍的成本去改善，那么只能说明其经济性差。

（5）方针性：上级下达的方针、目标或计划。比如，“提高患者分级护理正确率”“提

高患者优质护理服务满意度”等主题，与国家卫生行政部门要求全国护理人员开展优质护理、夯实基础护理是一致的，所以其选题方针性较强。

## 三、主题名称和结构

主题名称往往体现着专案改善的方向、改善的内容和改善的目标。主题名称的选择是否准确、恰当，直接影响课题质量。

1. 主题名称三要素

主题名称的设定要简洁、明确，直接针对所要解决的问题，以改善目标作为主题名称，不可抽象。一般而言，明确的主题应包含以下三要素：目标词、主题词和指标词。

（1）目标词。

目标词由正向词或负向词的动词构成，如提高、提升、改善、促进等为正向词；降低、减少、缩短等为负向词。

（2）主题词。

主题词就是反映要改善问题本体的名词，如非计划性拔管、手术体位性压疮、医疗废物处理成本、母婴皮肤早接触、导尿管相关尿路感染等。

（3）指标词。

指标是衡量方法，它体现了事物的质的规定性和量的规定性两个方面的特点。质的规定性有合格、准确、发生、有效、满意等，量的规定性有个、元、小时、比率等。所以在专案改善活动中常用的指标词有合格率、准确率、执行率、随访率、发生率、感染率等。

2. 主题结构的表述方式

主题结构的表述方式：目标词 ＋主题词 ＋ 指标词。

例如，“提高 PICC 导管维护合格率”“提高患者服药到口执行率”“降低中心静脉导管感染率”“缩短 MR 检查患者候诊时间”“提高危重病患者的基础护理合格率”“提高患者体重测量的正确率”“缩短住院择期手术患者等候手术时间”“缩短门诊检查患者等候时间”等专案。注意不要将措施写入主题，如“应用床边核查单，降低药物不良事件发生率”“主动服务，提高门诊患者满意度”等。

# 第二节 现状调查

## 一、现状调查目的

护理专案改善活动的现状调查是指课题在没有进行任何护理干预措施前，客观地观察和记录调查对象的状态及其相关特征，以描述调查状况的分布情况，探索问题的原因线索。现状调查的目的有两个：一是把握问题的现状，找出本底数据；二是为找出问题的症结所在提供依据。在整个护理专案改善活动中，现状调查是课题必不可少的一个步骤，它具有承上启下的作用，并为目标设定提供依据。如果忽视现状调查，那么护理专案改善的目标值设定就没有根据，而且难以找到问题所在。

## 二、现状调查设计

现状调查不是随意就可以做的。在进行现状调查之前要事先做一个周密的计划，也就是现状调查设计，包括收集、整理和分析资料等全过程的计划和安排，这样才能取得全面、有效的资料。完整的现状调查设计应包括以下几个方面：

1. 确定调查目的和指标

明确调查目的是现状调查的最核心问题，是选定调查指标的依据。调查目的需要通过具体的指标来说明，所以进行现状调查应将调查目的转化为具体的调查指标，通过对指标的分析来达到目的。比如，为了解决门诊诊室内患者、家属包围医生看病，致使诊室内噪音大、嘈杂的问题，门诊护士决定立题成立专案加强诊室管理，选定“一医一患一诊室”的实施情况为调查指标。

调查指标的确定要遵循代表性、客观性和可行性的原则。

代表性就是在确定调查指标时应精选最能代表调查目的的指标。如“提高护士手卫生落实率”专案，在“护士手卫生知识的知晓率”和“护士手卫生的依从性”这两项调查指标中，“手卫生的依从性”较“手卫生知识的知晓率”更能够代表手卫生落实率，故选择“护士手卫生的依从性”为调查指标。

客观性是不受主观思想或意识影响而独立存在的。一般来说，客观指标比主观指标好，故尽量选用客观性强的指标。如“患者对健康教育知识掌握率”这一指标客观性弱，而“出院后患者漏服药率”的客观性就较前者强。但护理工作常涉及较多主观性的指标，为了使指标更客观、科学，可以考虑将主观指标量化，疼痛评估就是一个把主观指标量化的典型例子。疼痛是个人的主观感觉，使用疼痛评估量表评分法，把疼痛设为1～10个疼痛级别，将疼痛这一主观性指标变得可考量，个体在采取用药等疼痛控制措施前后的感受变得可比较。

此外，确定指标时还要考虑在调查过程中通过现有的条件是否可以获得调查结果，也就是指标的可行性。

2. 根据调查指标确定调查项目，并设计调查表

将调查的目的转化为可以分析的指标后，要把指标转化为调查项目并制成调查表。调查表是用于登记或记录调查对象的资料，包括检查表、观察记录表、核对表、统计分析表，

用于收集数据，如表2－1。调查项目包括分析项目和备查项目。分析项目是需要调查的一些关键指标，也就是直接用于计算的调查指标。分析项目定义要明确，问题简明易懂，尽量做到不加说明或少加说明也能达到统一的标准。备查项目通常不直接用于分析，是为了便于核查、补填和纠正错误的项目，如患者的住院号、姓名等。

**表2－1　2013年4月手术间锐器盒垃圾混放现状调查表（例）**

| 日期 | 小玻璃瓶 | 排气管 | 输液管 | 注射器针筒 | 延长管 | 别针胶片 | 棉签 | 调查者 |
|---|---|---|---|---|---|---|---|---|
| 4－1 | 8 | | 2 | 9 | | | | 李×× |
| 4－2 | 5 | 3 | | | 6 | 3 | 11 | 李×× |
| ⋮ | | | | | | | | |
| 4－30 | 4 | 5 | 3 | | | 4 | | 李×× |

（注：如有混放情况请标注混放物例数）

3. 确定现状调查的对象和范围

根据调查目的和指标，确定现状调查对象和范围。调查对象可以是人，也可以是事、物、过程等。例如，调查医护人员手卫生的依从性，调查范围应该包括医护人员在各个洗手时机是否进行洗手，包括接触患者前、接触患者后、做侵入性操作前、接触患者环境后、从接触患者的污染部位到干净部位、脱手套后等时机形成的调查总体。确定调查对象时应注意同质性，如调查某骨科脊柱术后患者便秘的情况，调查对象为调查期间在骨科住院的所有脊柱术后患者，这些调查对象形成了调查的总体，调查对象是脊柱术后的患者，不应包括其他手术后的患者。

4. 确定原始资料收集的方式

原始资料收集方式有直接观察法、直接访问法、间接调查法、问卷调查法等，在调查过程中也可以多种方式结合使用。

（1）直接观察法：由专案改善活动小组的调查员直接对调查对象进行直接观察、检查、测量等来取得资料。如测量调查对象的身高、体重、血压、体温、压疮大小等，以及到现场收集标本等，这种方式取得的资料较为真实可靠。

（2）直接访问法：调查员对调查对象进行面对面的访问，根据调查对象的回答收集资料。调查员对调查对象进行口头询问并将答案填入调查表，有利于调查对象理解问题，保证调查对象对问题的理解一致，一般应答率较高。

（3）间接调查法：通过其他间接方式获得调查对象的资料，如通过查阅病历资料获取患者信息等。间接调查法还包括间接访问法，指通过质量检查记录、信件、电话或网上访问等方式对调查对象进行间接调查。

（4）问卷调查法：设计好调查问卷发给调查对象填写，但是如果调查对象对问卷的理解和设计者不一致，则会影响调查质量。

5. 估算样本量

样本量是指要观察的单位的数量。如果观察的单位数量过少，会引起误差，导致调查结果与实际结果不符。但如果样本量过多，势必造成人力、物力、财力等不必要的浪费，也会给调查质量控制和实际操作带来很多困难。因此，在调查时要取合适的样本量，样本量的多少最好参考相关医学统计学的计算方式进行估算，当然也可以结合临床实际确定。

现状调查设计案例：对脊柱术后患者的便秘情况做现状调查。

（1）确定现状调查目的：了解脊柱术后患者的便秘发生情况。

（2）把调查目的转化为可以分析的指标：手术后便秘发生率。

（3）把指标转化为调查项目：手术天数、排便的次数。另外，还要有住院号、姓名等备查项目。

（4）根据调查项目设计调查表（如表2－2），以便调查员把调查到的信息填写在调查表内。

**表2－2　脊柱术后患者排便情况的调查表**

| 姓名： | | | 住院号： | | | 床号： | | 手术日期： | | |
|---|---|---|---|---|---|---|---|---|---|---|
| 手术天数 | 1 | 2 | 3 | 4 | 5 | 6 | 7 | 8 | 9 | 10 |
| 排便次数 | | | | | | | | | | |

（5）确定调查对象：调查期间在骨科住院的所有脊柱术后患者。

（6）确定资料收集的方式：使用直接调查法，由专案改善活动小组的调查员每天向脊柱术后患者询问排便情况并记录，或通过收集体温单中大便记录间接调查。

（7）估算样本含量：估算需要调查多少例脊柱术后患者，样本量的估算可根据临床实际或参考相关医学统计学的样本量计算公式进行计算。

## 三、组织现状调查

进行调查前，护理专案改善活动小组要对调查员进行培训，向调查员讲解如何向调查对象收集信息、怎样取得调查对象的配合、如何填写调查表以及调查的注意事项等，统一调查路径，以保证调查质量。专案活动小组组长应考虑在调查过程中可能出现的问题以及误差，制定详细的质量控制对策与措施使调查得以顺利实施。小组内做好分工安排，准备好所需要的器材、调查表等物品，掌握好时间进度，按现状调查设计计划进行调查。在调查过程中，定时清理与检查资料，以保证调查质量。

## 四、整理与分析资料

现状调查收集到的是原始资料，必须对其进行整理与分析。资料整理是资料分析的首要步骤，是将原始资料进行科学加工，使其系统化、条理化，便于进一步分析。

调查后对收集到的数据进行分组，根据调查目的和指标整理数据，使调查目的和指标更加具体与明确。数据的分组有两种，即类型分组和数量分组。类型分组是按分组因素的性质或类别进行的，适用于定性资料，如性别、地区、职业。数据分组是按分组因素的数量大小来进行的，如将观察单位按年龄、体重指数、吸烟量等分组。如脊柱术后患者的排便情况，根据《基础护理学》对便秘的定义，3天以上没有排便为便秘。因此，对其调查数据整理可分为：术后3天之内排便的患者、术后3天以后排便的患者、术后7天以后排便的患者。数据分组后根据原始资料的内容、性质和分析的目的建立数据库。资料录入前应对录入人员进行培训，最好双人录入，资料录入要认真、仔细，防止录入错误影响结果。

录入数据之后，就可以对数据进行汇总及分析。统计分析图表是陈述现状调查结果的重要形式。分析资料时常用的工具与方法有：简易图表（柱状图、折线图、饼图等）、排列图、直方图、控制图、过程能力指数等。对于选择什么样的图表表达，应结合工作实际、根据需要来进行。在现状调查中，不要一味地追求高、深、新的统计技术工具，如果用简易图表就能找出问题的关键点，就没有必要用复杂的统计工具。

## 五、现状调查资料收集的注意事项

（1）收集的数据要有客观性。避免只收集对自己有利的数据，或者从收集的数据中只挑选对自己有利的数据而忽略其他数据。数据必须能反映客观事实，不得经过人为修饰。

（2）收集的数据必须具有可量化性。专案改善活动前、后收集的数据必须可量化，否则没有可比性，也不能判断采取的改善措施是否有效。

（3）收集数据要有时效性。收集近期的数据才能反映真实现状，收集的数据要有连贯性，不能连接起来的数据最好不收集。

（4）收集原始数据要亲临现场。专案小组成员需要亲自到现场去检查、收集、跟踪，直接掌握第一手资料，以掌握问题的实质。

（5）经常检测计量工具的精密度、灵敏度，以减少不必要的误差，记录数据的方法要标准化。

现状调查可以为目标的设定提供依据，基本上所有的护理专案改善活动都要进行现状调查。

# 第三节 设定目标

目标是小组试图完成的行动的目的。目标是引起行为的最直接的动机，设置合适的目标会使人产生想达到该目标的成就需要，因而对人具有强烈的激励作用。重视并尽可能设置合适的目标是激发动机的重要过程。护理专案改善的实质就是将某一个护理工作状态改善至一个更为理想的状态。设定目标是护理专案改善活动中继确立主题、现状调查之后的一个重要环节。任何一个专案主题选定后，都需要设定一个改善目标，之后的工作将围绕着设定的目标进行。目标设定太低则没有改善的意义，目标设定太高则难以达成。因此，护理专案改善活动的目标设定必须合理化、科学化。

## 一、目标设定的原则

护理专案改善活动的目标设定应遵循 SMART 原则，即明确（specific）、可测量（measurable）、可达到（attainable）、合理（reasonable）和时限性（time - bound）。

1. 明确

从明确度来看，目标内容可以是模糊的，如仅告诉被试者“请你做这件事”；也可以是明确的，如“请在 10 分钟内做完这 25 道题”。明确的目标可使人们更清楚要怎么做、付出多大的努力才能达到目标。目标设定得明确，也便于评价。很明显，模糊的目标不利于引导小组的行为和评价小组的成绩。因此，目标设定得越明确越好。护理专案改善的目标应明确、具体，能一语中的，简明扼要地体现需要改善的问题，以便对策的拟定和实施。如“增强护理服务意识”这样的目标就是不明确的目标，此目标内容太宽泛，像提高解答患者咨询的速度、规范礼貌用语等都属于增强服务意识的范畴。“降低门诊就诊患者投诉率”“提高门诊就诊患者就医体验满意度”等目标则显得简单而明确，更有利于护理专案改善活动的实施。

2. 可测量

专案改善活动目标应使用数据说话，量化说明，有明确的目标值，切忌目标模糊空洞。如“提高护士对骨科手术器械的熟悉程度”，这样的目标没有一个可以量化的数值，没有可以检查成果的标准，不利于专案改善工作的开展及检验。而如“缩短介入手术接台时间至 10 分钟之内”，这样的目标就有一个可以量化考核的标准，有利于护理专案改善活动的实施。

3. 可达到

从难度来看，目标可以是容易的，如 20 分钟内做完 10 个题目；中等难度的，如 20 分钟内做完 20 个题目；困难的，如 20 分钟内做完 30 个题目；或者是不可能完成的，如 20 分钟内做完 100 个题目。难度依赖于人和目标之间的关系，同样的目标，对某人来说可能是容易的，而对另一个人来说可能是难的，这取决于他们的能力和经验。一般来说，目标的绝对难度越高，人们就越难达到它。护理专案改善活动设定的目标应该具有可达性，通过小组的努力能够达到的，切忌目标设定过高、过于苛刻。如果目标设定过高，通过再大的努力也难以达到，容易使小组成员失去信心；如果目标设定太低，则护理专案改善活动的意义不大，容易使小组成员缺乏动力去达到目标。例如“降低住院患者低血糖事件发生率至0”这样的目标是难以达到的，因为住院患者特别是糖尿病患者，引起低血糖的原因有主观的个体因素，也有客观存在的系统因素。临床实践中，低血糖事件的发生是不可能完全避免的。所以，此目标容易挫伤小组成员的积极性。而如“降低采血回执单获取报告时间不准确率至3.5%”，该专案改善活动的原采血回执单获取报告时间不准确率为12%，经过评估计算，得出目标值可降至3.5%，这样的目标改善幅度合理，能够实现，使得组内成员有一定的积极性去完成目标。

4. 合理

护理专案改善活动的目标应具有合理性，要根据专案改善活动的现状，选择科学方法计算目标值。可通过柏拉图分析法、标杆学习法、问题点解释法进行目标值的估算，切忌随意设定目标值。如“降低患者鼻肠管堵管发生率”的专案改善，现状值为45.8%，而根据文献报道，规范护理下的鼻肠管堵管率一般为10%左右，所以可设定目标值为堵管率降至10%，这个目标设定的理由就是我们的条件与同行相当，应向同行业的先进水平靠齐，体现了其合理性。

5. 时限性

护理专案改善活动时间以3个月至6个月为宜，最好不超过1年。尽可能短期内可解决，避免久攻不克，使问题不了了之，影响成员的积极性。如果活动时间过长，则可能是问题较复杂、涉及面比较广或解决问题时机还未成熟，此问题不是护理专案改善活动能解决的。

## 二、目标设定的标准表达方式

护理专案改善活动的目标设定，是为了后续工作能够更加高效有序地进行。因此，设定目标的过程必须规范化与科学化。为了实现设定目标的规范化，目标设定的内容一般表达为“完成期限+目标项目+目标值”。如“在12月31日前神经介入患者术前准备未达标率降低至18.54%”。

## 三、目标设定的方法

1. 改善能力预计法

改善能力预计法是通过柏拉图分析法得到改善重点，再结合小组改善能力计算目标值的方法。

（1）找出改善重点。柏拉图分析法又称为排列图法或主次因素分析图法，由19世纪的意大利经济学家维尔法度·柏拉图首创，目的是把一大堆数据重组、排列成有意义的图表，从而指出问题的原因所在和优次关系。柏拉图分析法通过绘制柏拉图表，将诸多因素罗列出来，再通过计算，找出改善重点。柏拉图表用一条累积连瞄，代表直轴棒条的百分比总数，从左至右一直累积上去。柏拉图分析法遵循二八定律，即问题的发生由最主要的80%的因素导致，因此累积值接近80%的因素常作为改善重点。而改善重点的累积百分比则是目标计算公式的重要组成部分之一。

（2）计算小组改善能力。改善能力预计法的另一个重要组成部分则是小组能力。小组能力可以采用小组成员组内评分的方式评定，评分为1～5分（可参照表2-3），取最终评分的平均值。小组能力数值一般最终转化为百分比，如小组平均评分为3.5分时，则得$3.5/5\times100\%=70\%$。

**表 2-3 小组能力评分参照表**

| 小组能力 | 分数 |
|---|---|
| 需要多个部门合作 | 1 |
| 需要一个部门合作 | 3 |
| 小组能自行解决 | 5 |

（3）计算目标值。得到改善重点和小组能力后，便可以根据目标值计算公式计算出目标值：

目标值 = 现状值 - 改善值

= 现状值 - （现状值 × 改善重点 × 小组能力）

以降低实施肠内营养的患者误吸发生率的专案改善为例：

现状值：肠内营养过程中误吸发生率为 12.6%；

改善重点：应用柏拉图分析法得出，床头抬高角度不足、鼻饲后半小时内移动患者等为导致实施肠内营养的患者发生误吸的主要原因，采用“二八定律”法则计算其累计百分比为 81.2%；

小组能力：通过评估，小组基本能够自行改善导致实施肠内营养的患者误吸发生的原因，小组平均分为 4.5，即 4.5/5 × 100% = 90%。

因此，目标值 = 现状值 - （现状值 × 改善重点 × 小组能力）

= 12.6% - （12.6% × 81.2% × 90%）

≈ 3.4%

因此，护理专案改善活动的目标为：在 12 月 31 日前，将肠内营养患者误吸发生率降低至 3.4%。

2. 参照法

参照法是指通过资料收集、分析比较、跟踪学习等一系列的规范化的程序，寻找参照对象，与自身现状值进行对比，进而选择符合护理专案改善活动的目标，也称标杆学习法。参照对象可以通过文献查证、同侪对比等方法来确定。

参照对比的主要内容包括：①参照对象的现状值水平如何？②该现状值有多大参考意义？是否属于先进水平？③相比之下，专案改善活动部门的客观条件是更好或更差？④以自身客观条件，能否达到或超越这一水平？考虑专案改善活动的部门，历史上曾达到或接近一个什么样的理想目标？在客观条件得到改善的情况下，应该稳定在一个什么样的目标水平上？可以使用 SWOT 分析法，对自身的优势（strength）、劣势（weakness）、机遇（opportunity）和威胁（threat）进行列举分析。最终分析讨论出的目标应该有据可依，应避免用口号式的内容作为目标依据，否则缺乏信服力。

例如，在“降低患者鼻肠管堵管发生率”的专案改善中，现状值为 45.8%，根据文献报道鼻肠管堵管发生率为 10%，故可参照文献报道的数据设置目标值为 10%。又如，在“降低植入物提前放行率”的专案改善中，参照同等级医院目前植入物提前放行率约为 10%，因此该专案改善目标可设定为将植入物提前放行率下降至 10%。

3. 问题点解释法

问题点解释法是指专案改善小组成员根据调查呈现的情况，分析哪些问题的成因是可以通过措施来控制的，并预计改善程度，是可以完全改善或是部分改善的，那么就去除这一部分问题所占的比例。如在“减少实习生针刺伤发生率”的改善专案中，经过调查发现，有50%的实习生的针刺伤案例是由回套针头所引起的，专案小组认为，通过加强预防针刺伤知识的教育，提高学生预防针刺伤的意识、技巧，完全有信心做到100%的学生在实践过程中不回套针头，目标设定时，就减去这一部分的数据。以上就是问题点解释法。

## 四、目标设定的注意点

（1）设定的目标应与专案改善的主题对应吻合，切忌偷换概念。例如，当专案改善的主题是“降低病区患者压疮发生率”时，目标不能设为“提高高危压疮患者评估表填报率”。

（2）目标应简明扼要，切忌使用大而空洞的概念，如“提高糖尿病患者健康教育质量”“提高护士急救知识掌握程度”等。

（3）目标不宜设定得太多，避免将问题复杂化，一般以1~2个为宜。

（4）目标设定应尽量使用统计学方法计算，并善于利用图表说明。

（5）目标要有一定难度，但又要在能力所及的范围之内。

（6）目标要具体明确。

（7）必须全力以赴，努力达成目标。如果将你的目标公开，就会有助于小组的成员坚守诺言。

（8）短期或中期目标可能要比长期目标更有效。

# 第四节 分析原因

明确了护理专案改善活动的主要问题，目标也已设定，接下来的步骤就是针对问题进行分析，看看究竟是什么原因造成这个问题。原因分析的正确程序，就是针对现状调查所确定的问题，正确、恰当地应用统计方法，进行科学的分析。

## 一、分析原因的原则

1. 分析原因要全方位、多角度进行

分析原因要展示问题的全貌，但在分析的过程中，也可能会因为护理专案改善活动小组成员缺乏系统性，或考虑问题片面，从而影响分析结果的有效性。护理专案改善活动小组成员在分析原因时要开阔思路，全方位、多角度地充分考虑可能产生问题的原因，尽量避免遗漏。在小组活动中，组员们分析问题的能力很重要，分析问题的实力和思想深度是影响分析原因能力的关键因素。如果要分析的是管理问题，则常从影响它的各管理系统展开分析；如果是要分析工作流程的问题，则要从整个流程的各个环节具体展开分析。分析原因时可采取头脑风暴法等方法，集思广益，思考出现问题的全部原因并进行收集，尽可能避免遗漏。

原因分析可从“4M1E”即人（man）、机器（machine）、材料（material）、方法（method）、环境（environment）几个角度展开分析。

人：涉及问题的所有人员，包括医护人员、医技人员、工勤人员、行政管理人员、患者及家属等；

机器：仪器、设备、医疗护理器具的性能、精确度和维护保养的状况等；

材料：各类医用耗材和物品、药品、试剂等；

方法：包括工作流程、操作规程、工作方法、护理技术等；

环境：分为有形环境和无形环境，有形环境如病房、手术室、检查检验科室、门诊部、急诊室等工作场所的温度、湿度、结构、布局、照明和清洁状况等；无形环境如科室的文化氛围、制度、机制等。

例如，影像科护士在“降低对比剂外渗发生率”的护理专案改善活动中，关于发生对比剂外渗的原因分析，可从上述五个方面具体展开：①人的因素包括护士和患者因素。规范培训不足、药物外渗风险意识不强、对患者健康教育不足、评估不到位是护士因素。个体血管情况如血管弹性差、脆性强、血管变硬变细、血管不暴露（化疗、肥胖、老人、幼儿）和患者及幼儿的不配合等是患者因素。②设备的因素：采取注射泵静脉推注医学影像对比剂的注射压力大（70～115 P. S. L）、速度快（3～5 mL/s）。③材料方面的因素为医学影像对比剂本身物理特征为高浓度（300～370 mgI/mL）、高渗透压（500～700 mosm /kg）和高黏稠度（8.1～15.7 cps）。④操作方法为护士通过头皮针连接患者静脉留置针肝素帽，使用注射泵快速推注对比剂，导致注射压力过大。⑤环境的因素为医学影像科内，护士推注对比剂时采用远距离控制，患者在 CT 室内，护士连接好推注泵后离开机房，对比剂通过推注泵自动注入患者静脉内，护士不能及时观察患者注射部位的情况。

2. 原因分析应深入透彻，层次清晰

分析原因常用的方法是针对某一方面的原因，通过反复思考“为什么”，把它一层一层展开分析下去。从原因类别展开到第一层原因，再展开到第二层原因，最后到第三层原因，展开到可直接采取对策的具体因素为止。例如，对“降低 PICC 非计划性拔管发生率”的专案改善进行原因分析时，从物品的因素分析，是因为“PICC 管容易滑脱”，那么为什么“PICC 管容易滑脱”呢？原因是“敷料固定不牢固”，再往下分析“为什么敷料固定不牢固”，原因是“患者出汗多，普通的透明敷料粘贴容易松脱”。分析到这里，原因就具体了，针对普通的透明敷料粘贴不牢固的问题，对策就可以定为“选用抗汗型的特殊透明敷料固定 PICC 管”。

原因分析是否到位，直接影响到后面程序的进行。分析原因时要避免分析到第一层原因就结束，导致制定对策时没有针对性或不具体。如果分析不到位，或分析有错误，到了制定措施步骤时就很难顺利实施和达到效果，即使进行下去，也是勉强完成，或错误百出。

## 二、分析原因的方法与工具

根据现状调查等收集到的客观资料，接下来护理专案改善活动小组可采取头脑风暴法，让小组成员畅所欲言，集思广益，针对出现问题可能发生的全部原因进行收集，运用因果图、系统图与关联图等工具进行原因分析。

头脑风暴法是揭示所有可能的原因并引导出纠正措施的最有效的一种方法，由小组成员就问题的原因发言，发言内容做好记录，中途不可批评或质问。头脑风暴法规则是决不批评任何一个想法；快速地写下每个想法并保持思维流畅；鼓励在他人的意见的基础上提出想法；鼓励发散性的思考；将规则张贴在团队成员都能看见的地方。指派一个记录员将各种想法写在纸上，记住即使愚蠢但也可能引发他人想法的点子。因此，在原因分析的小组会上，组长应从展示问题的全貌入手引导小组进行讨论，要使讨论充满乐趣，小组成员提出的每一条可能产生问题的原因，不管它目前状态如何，是否真正影响，只要是有可能的就都应记录下来，以免遗漏。现状调查所获取的是存在问题的客观资料，而头脑风暴法更多地发挥小组成员的主观能动性，小组成员凭借自己的工作经验、临床实践以及文献收集等多方面的经验，对问题发生的原因作出主观的猜测和判断。

分析原因常用的工具有因果图、系统图与关联图。因果图和系统图适用于单一问题的原因分析，关联图可用于单一问题或两个以上问题的原因分析。护理专案改善活动小组在活动过程中，可根据所存在问题的情况以及对工具的熟悉、掌握程度来选用。上述三种分析工具各有其特点和适用的场合，表 2－4 可供参考。在护理专案改善活动中，主要是针对单一问题进行分析，因此因果图和系统图应用较为广泛，关联图应用较少，在本章节不作具体阐述。

**表 2－4 因果图、系统图与关联图的特点和适用场合**

| 方法名称 | 适用场合 | 原因之间的关系 | 展开层次 |
|---|---|---|---|
| 因果图 | 对单一问题进行原因分析 | 原因之间没有交叉影响 | 一般不超过四层 |
| 系统图 | 对单一问题进行原因分析 | 原因之间没有交叉影响 | 没有限制 |
| 关联图 | 对单一问题进行原因分析 | 原因之间有交叉影响 | 没有限制 |
| | 对两个以上问题一起进行原因分析 | 部分原因把两个以上的问题纠缠在一起 | |

1. 因果图

因果图（cause and effect diagram）又叫石川图、特性要因图、鱼骨图等。它是一种用于分析质量特性（结果）与可能影响质量特性因素（原因）的工具。因果图可用于表达因果关系，通过识别症状、分析原因、寻找措施，促进问题解决。当出现某种质量问题却未搞清原因时，可针对问题发动大家寻找可能的原因，使每个人都畅所欲言，把所有可能的原因都罗列出来。因果图在护理专案改善活动小组质量分析和质量改进活动中有着广泛的用途。

（1）因果图的使用步骤如下：

①召集与此问题相关的、有经验的人员一起讨论，人数最好为 4 ~ 10 人。

②简明扼要地说明需要解决的问题，即不良结果，如鼻肠管堵管率高、门诊自助服务系统使用率低等。

③确定与该问题有关的原因的类别，这时可以考虑将下列因素列为原因的主要类别：人员、机器、材料、方法、环境等。

④开始画图。把问题放在最右边的“结果”矩形框中，然后把各类主要原因放在它左边的“原因类别”矩形框中，如图 2－1 所示。

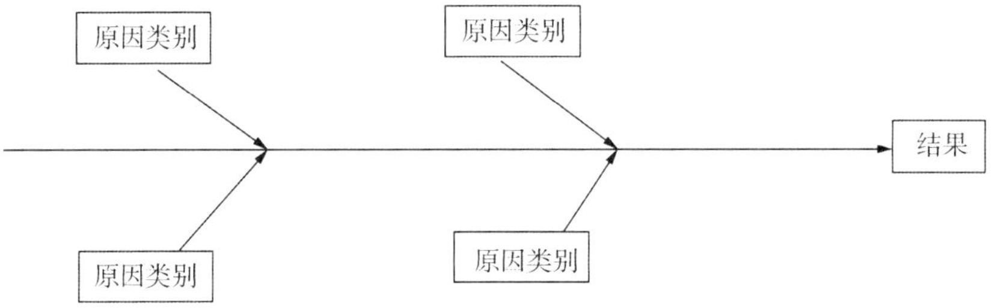


**图 2－1 因果图框架**

⑤应用头脑风暴法寻找所有下一个层次的原因并画在相应的枝上；继续一层一层地展开下去，如图 2－2 所示。一张完整的因果图展开的层次至少应有两层，某些情况下还可以有三层以上。

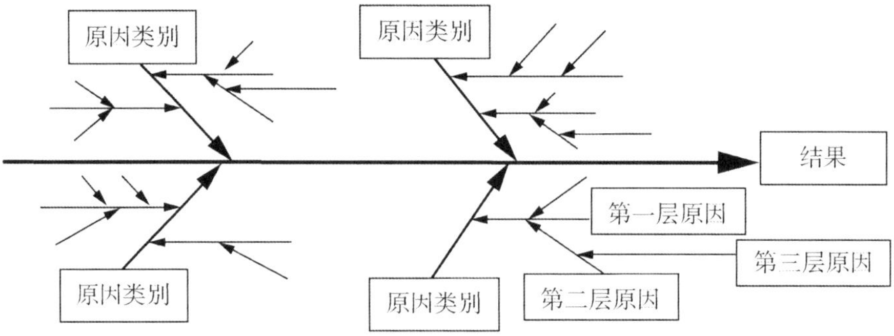


图 2－2　因果层次展开示意图

（2）画因果图应注意以下事项：

①画因果图时必须开“诸葛亮会”，通过头脑风暴法，充分发扬民主，集思广益，要求小组成员畅所欲言，把每个人的意见都一一记录在图上。

②因果图只能用于单一目标或问题的分析。确定要分析的主要质量问题（特性）不能笼统，一个主要质量问题只能画一张因果图，多个质量问题则应画多张因果图。

③因果关系的层次要分明，最高层次的原因应寻求到可以直接采取对策为止。

④对分析出来的所有末端原因，都应到现场进行观察、测量、实验等，加以确认。

（3）实例：化疗患者 PICC 置管率低原因分析图（图 2－3）。

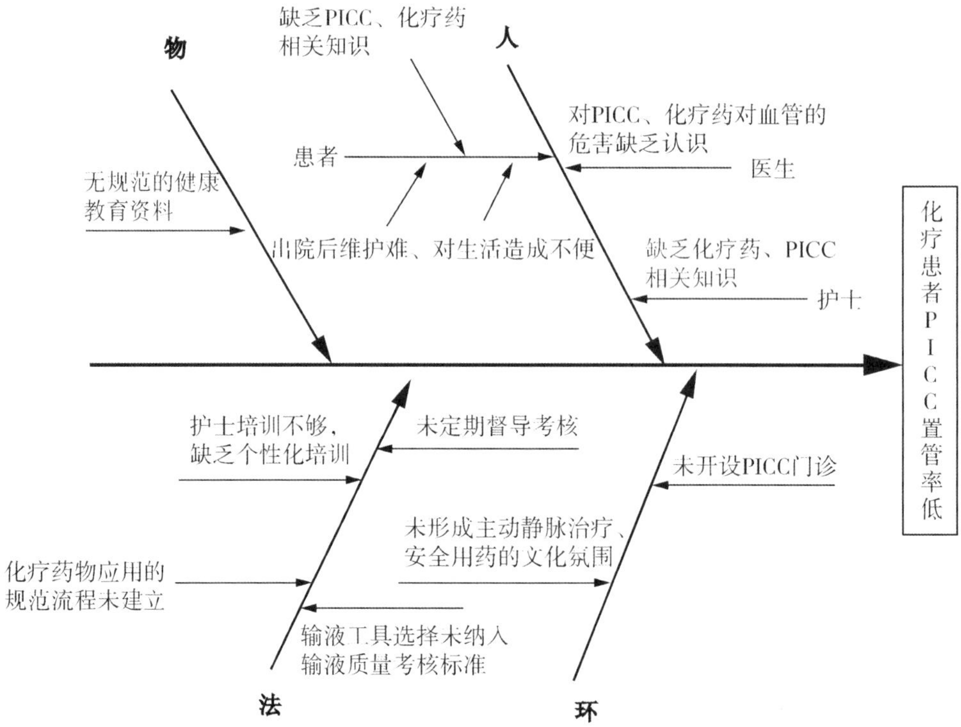


图 2－3　化疗患者 PICC 置管率低原因分析图

2．树图

树图（tree diagram）又叫系统图。树图是通过表示某个质量问题与其组成要素之间的关系，从而明确问题的重点，寻求为达到目的所应采取的最适当的手段和措施的一种树枝状图。树图可以系统地把某个质量问题分解成许多组成要素，以显示问题与要素、要素与要素之间的逻辑关系和顺序关系。在实践中，可以把头脑风暴法产生的意见、观点，按其内在的联系整理成树图，以便更清晰地显示出诸要素之间、要素与主题之间的逻辑关系、顺序关系或因果关系。树图在质量管理活动中，尤其是在护理专案改善的质量改进活动中有着广泛的用途。树图常用于单一主题展开，一般均自上而下（或自左向右）展开作图（如图2－4、图2－5）。

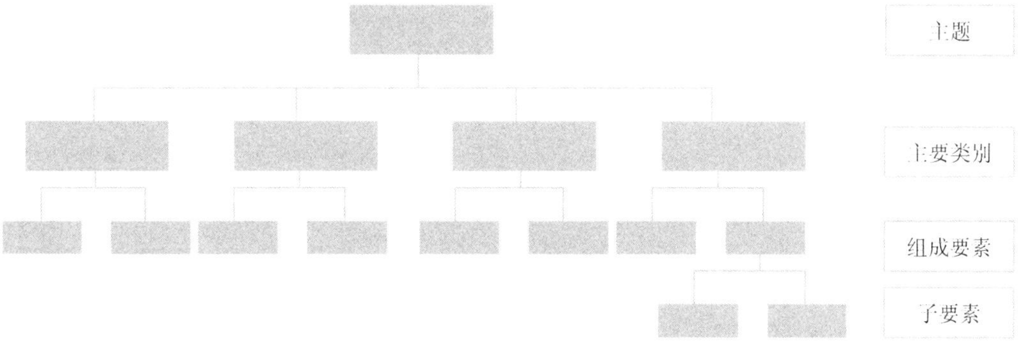


**图2－4　宝塔型树图**

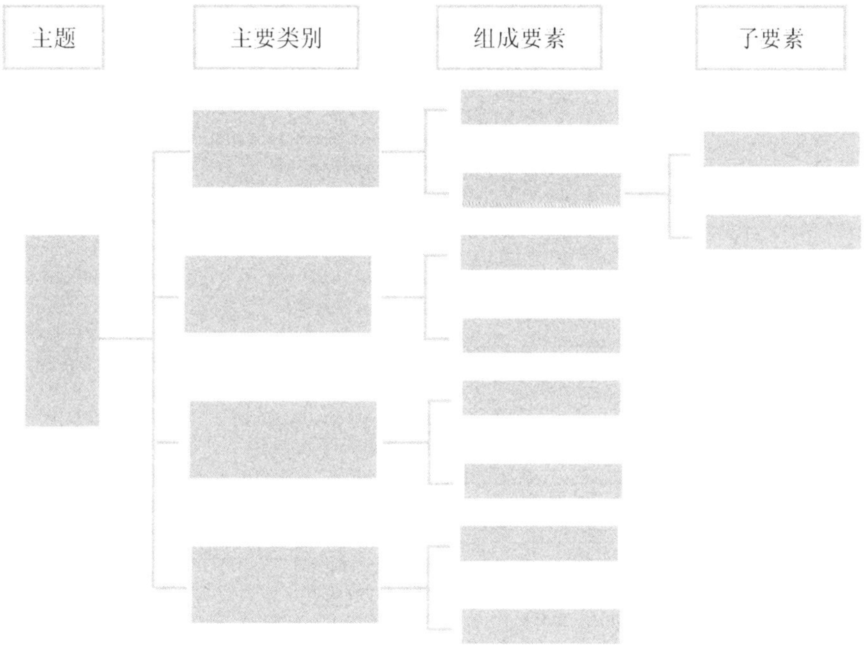


**图2－5　侧向型树图**

（1）应用树图的步骤如下：

①简明扼要地讲述清楚要解决的主题（如质量问题）。

②确定该主题的主要类别，即主要的层次（如图 2－5），可以利用头脑风暴法来确定主要层次。

③构造树图，把主题放在左框内，把主要类别放在主题右边的方框内（如图 2－5）。

④针对已确定的主要类别来确定其组成要素和子要素。

⑤把针对每个主要类别的组成要素及其子要素放在主要类别右边相应的方框内（如图 2－5）。

⑥评审画出的树图，确保无论在顺序上或逻辑上都没有差错和空挡。

（2）画树图时应注意如下事项：

①用于因果分析的树图一般是单目标的，即一个质量问题用一张树图。

②树图中的主要类别一般可以不先从“4M1E”出发，而是根据具体的质量问题或逻辑关系去选取。

（3）实例：化疗患者 PICC 置管率低原因分析图（图 2－6）。

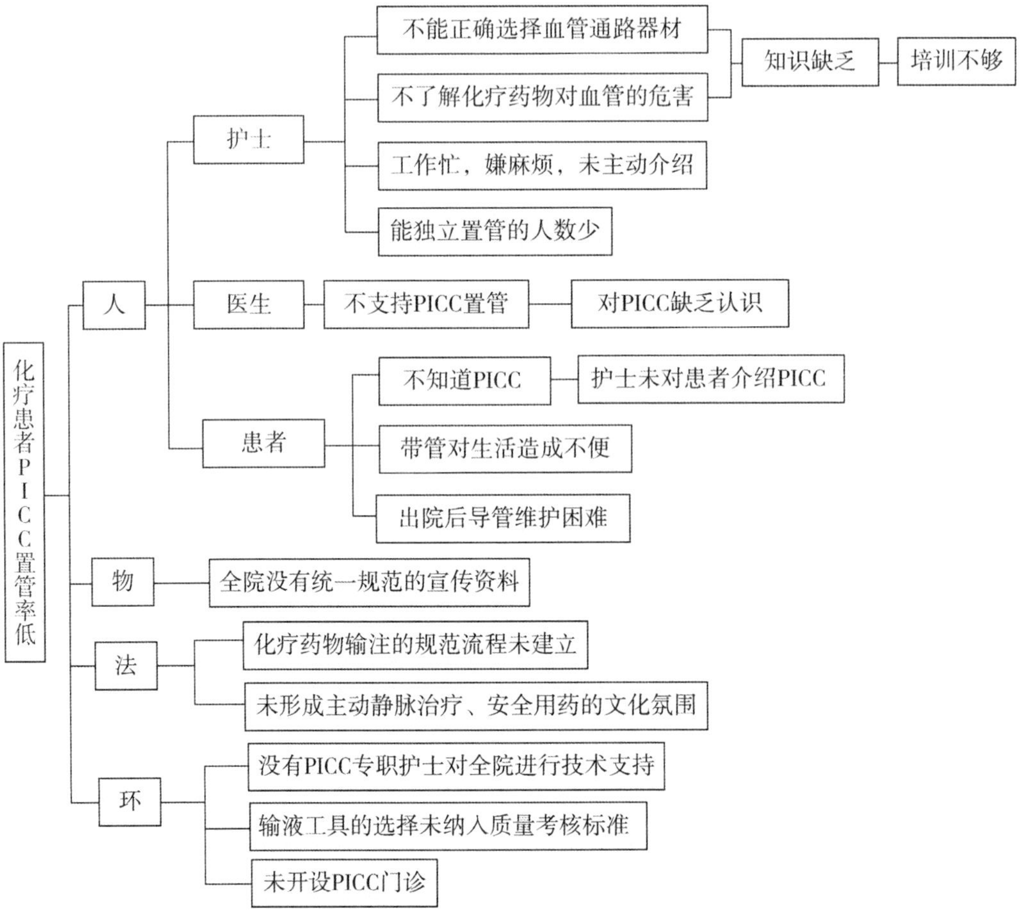


**图 2－6　化疗患者 PICC 置管率低原因分析图**

## 三、分析原因的注意点

（1）分析原因必须针对所存在的问题进行。若在现状调查时，已经分析出问题的症结所在，若把这个症结解决了，整个问题则可迎刃而解，就应针对这个症结来分析原因。例如，专案改善活动小组在解决课题过程中，明确了所存在的问题“PICC 非计划性拔管发生率高”是因为“护士未按要求在导管维护时用胶布交叉固定 PICC 导管”，然而在分析原因时却针对“护士人力资源不足”来分析，这就犯了逻辑性错误。如果已经找到症结所在而弃之不管，又回到针对课题的总问题再分析原因，则同样会出现逻辑上的混乱，也会使分析的原因针对性不强。

（2）要正确、恰当地应用统计方法。分析原因时常用的方法有因果图、系统图。护理专案改善活动小组在活动过程中，要根据所存在问题的具体情况以及小组对方法的熟悉、掌握的程度选用合适的方法，提倡简单化原则。只要能正确地表达清楚，能用简单的方法就不用复杂的方法，能用经常用的、大家都了解的形式，就不要盲目地追求高、深、新的方法。因为衡量一个成果水平的高低，并不是看所用的方法是否新颖。如果能够应用正确、恰当的方法，本身就已经体现出护理专案改善活动小组成员掌握、应用方法的水平。反之，如果盲目追求新颖方法，又未掌握新方法，反而会造成应用上的错误，甚至形成错误的结论。

# 第五节　确定主要原因

通过原因分析，发现有多个可能影响问题的原因，其中有的确实是影响问题的主要原因，有的则不是。这就需要我们对所有原因进行鉴别，找出确实影响问题的主要原因，对问题影响不大的原因予以排除，以便为下一步制定对策提供依据。

## 一、确定主要原因的步骤

确定主要原因可按以下三个步骤进行：

1．末端原因汇总

对因果图、系统图或关联图中的末端原因进行汇总，因为末端原因是问题的根源，所以主要原因要在末端原因中选取。

2．剔除不可抗拒的因素

在末端原因中看看是否有不可抗拒的因素。所谓不可抗拒因素，就是指小组、科室或医院都无法解决的因素。例如，某医院肿瘤科在“降低化疗患者化学性静脉炎”的专案改善活动中调查发现化疗患者发生化学性静脉炎的原因有多个，如输液工具使用不当，未使用中心静脉导管进行化疗药物的静脉输注；化疗药物毒性大，对患者血管造成刺激；输液顺序安排不当，未将水化的普通液体安排在化疗药物后输注以减轻化疗药物对血管的刺激。其中化疗药物毒性大，易对患者血管造成刺激对小组来说是无法改变的，针对此原因无法采取对策，属于不可抗拒因素，所以要把它剔除，不作为确定主要原因的对象。

3．确定主要原因

对末端原因逐条确定，以找出真正影响问题的主要原因。确定，就是要找出影响该问题的证据，找这证据要以客观事实为依据，用数据说话。数据表明该因素确实对问题有很重要的影响，就确定它为主要原因；如数据表明该因素对问题影响不大，则确定它不是主要因素，予以排除。或这个因素消除了，问题是否能解决，如果是，就确定为主要原因，如果否，就不是主要原因。个别因素在一次调查得到的数据尚不能充分判断时，就要再调查、再确定。这和医生给患者诊断是一样的，根据患者的症状，体征分析可能有多种病因所造成。如何作出确诊呢？就要给患者做一些辅助检查，如采血检验、拍 X 光片、胃镜检查、B 超、心电图、脑电图等，取得数据，并对这些数据进行分析，排除其他病的可能性，从而给患者作出诊断。如还不能确诊，就必须再给患者做进一步的检查，取得进一步的证据，以作最后确诊。

例如，“降低 PICC 非计划性拔管率”的专案改善，PICC 非计划性拔管原因分析的步骤是：

（1）从原因分析鱼骨图找出它的末端原因：护士工作繁忙、培训不足、未能意识到潜在的风险；患者知识缺乏、出汗多、躁动不合作；缺乏维护标准流程；未定期进行督导考核；未形成安全治疗的文化氛围等（如图 2－7）。

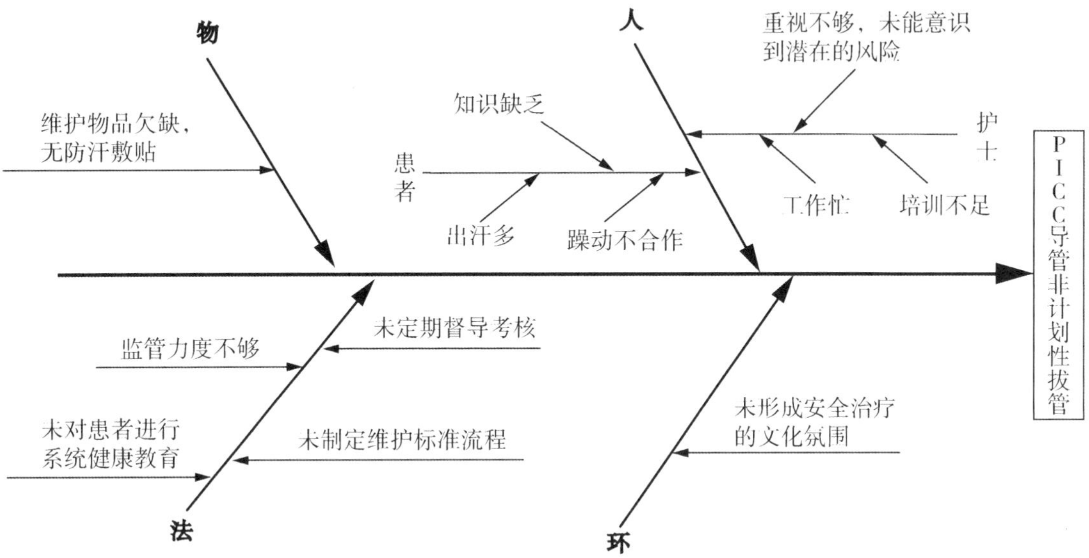


**图2－7　PICC非计划性拔管原因分析鱼骨图**

（2）根据鱼骨图，从“人、物、法、环”四方面找出末端原因并列表，逐一进行论证，最后得出主要原因（见表2－5）。

**表2－5　降低PICC非计划性拔管率的要因确定表**

| 序号 | 末端原因 | 要因确定 | 是否为主要原因 |
|---|---|---|---|
| 1 | 护士培训不足 | 培训未能达到全员参与 | 是 |
| 2 | 护士工作繁忙 | 人力不足 | 否 |
| 3 | 护士重视不够、未能意识到潜在的风险 | 未按要求在维护时用胶布交叉固定导管 | 是 |
| 4 | 患者没有掌握PICC自我管理的相关知识 | 护士未对患者进行系统的健康教育 | 否 |
| 5 | 患者出汗多，敷贴固定不牢而导致导管滑脱 | 未对出汗多患者使用防汗敷贴 | 是 |
| 6 | 患者躁动，自行拔出导管 | 未对烦躁不合作的患者进行有效约束 | 否 |
| 7 | 监管力度不够 | 没有专责人员监管 | 是 |
| 8 | 未定期督导考核 | 无专门人员进行督导考核 | 是 |
| 9 | 缺乏PICC维护标准流程 | 无规范流程 | 是 |
| 10 | 未形成安全治疗的文化氛围 | 护士未按标准进行安全维护 | 是 |

## 二、确定主要原因的方法

确定主要原因常用的方法有以下几种：

1. 现场验证

现场验证是小组成员到现场通过试验取得数据来证明。这对方法类的因素进行确定时，常常是很有效的。对某一参数设定不合适的影响因素进行确定时，就需要到现场做一些试验，变动一下该参数，看它的结果有无明显的差异，来确定它是不是真正影响问题的主要原因。如“提高输液滴速合格率”的专案改善，评价时要设定一个变量参数：输液滴速 ±5 % 为合格，在执行过程中护士认为输液滴速会受很多因素影响，如患者体位、肢体位置、留置针留置时间等。如果认为设定的参数不合适，影响评价的结果，且是造成输液滴速合格率低的主要原因，那么小组成员就需要到临床做试验进行确定，变动一下参数，将参数调整到输液滴速 ±10 % 为合格，看它的结果有无明显差异，最后确定它是不是真正影响输液滴速合格率低的原因。

2. 现场测试、测量

现场测试、测量是检查人员到现场通过亲自测试、测量取得数据，与标准进行比较，看其符合程度来证明。这对机器、材料、环境类的因素进行确定时，常常是很有效的。比如，某医院发现近期发生多起患者剖宫产术后伤口感染，在分析原因时怀疑与消毒液有关。院感部门到相关科室进行同批次消毒液检测，结果发现浸泡消毒手术器械的强化戊二醛浓度不达标，因此确认消毒液不合格是造成患者剖宫产术后伤口感染的主要原因。又如，某医院新生儿科一周内有多名婴儿发生上呼吸道感染，在分析原因时，怀疑是病室空气质量不达标导致的，相关部门则应到现场进行空气检测，以取得数据，再与标准进行比较来确定。

3. 调查分析

对于人方面的一些因素，不能用试验或测量的方法来取得数据，则可设计调查表，到现场进行调查、分析，取得数据来确定。如在“化疗患者 PICC 置管率低”的护理专案改善的原因分析中，小组成员对护士和患者分别进行了问卷调查，结果显示：

（1）护士方面：①不能正确选择血管通路器材占 79.3%；②不能充分认识化疗药物对血管的危害占 45%；③工作忙，放置 PICC 管耗时，使用外周静脉快捷完成穿刺任务占 36.1%。

（2）患者方面：①不知道 PICC 这项技术占 43.2%；②认为带管对生活造成不便占 21.6%；③担心出院后导管维护困难占 21.6%。

通过上述调查结果取得的数据，可以为专案改善活动确定主要原因和制定对策提供可靠的依据。

总之，确定主要原因必须要相关人员亲自到现场去观察、调查、测量、试验，只有取得数据才能为确定主要原因提供依据。只凭印象、感觉、经验来确定主要原因是不够的。采用举手表决、打分法、按重要度评分法等，均不可取。

在确定每条末端原因是否为主要原因时，应根据它对所分析的问题的影响程度来确定，而不能根据它是否容易解决来确定。末端原因要逐条确定，不逐条确定，就有可能把本来是主要原因的因素漏掉。

确定主要原因为制定对策提供了依据，因此，主要原因确定得好，就可以为制定对策打下良好的基础。

# 第六节　制定对策

确定了专案改善的主要原因之后，就可以分别针对所确定的每条主要原因制定对策。制定对策包括提出对策、研究并确定所采取的对策、制定对策表等步骤。

## 一、制定对策的步骤

1. 提出对策

首先针对每一条主要原因，护理专案改善活动小组成员利用头脑风暴法，提出解决问题的可能对策。每条原因都可提出若干个对策，先不必考虑提出的对策是否可行，只要是想得到的对策就可以提出来，最后探讨所有可能的方案及解决对策。比如，在分析“提高实施肠内营养的患者床头抬高措施落实率”的专案改善中“床头抬高设备不足”这一主要原因时，我们要从是在原有床单位的基础上改进，使其可以固定抬高角度，还是制作合适的量角工具测量床头抬高角度，或者直接更换成具有测量床头抬高角度功能的新床等方面进行考虑，对策提得越多、越具体则越好。在提出对策的过程中，可通过文献查证、依照工作经验或研究结果寻找可供参考的做法。

2. 研究、确定所采取的对策

从针对每一条主要原因所提出的若干个对策中分析研究，究竟选择什么样的对策和解决到什么程度，可以从有效性、可实施性、经济性、可靠性和时限性等方面进行确定。

（1）对策的有效性。首先研究该对策是否针对产生问题的主要原因，如果对策不是针对主要问题，则不宜采用。比如，“提高实施肠内营养的患者床头抬高措施落实率”的专案改善中，人力资源不足、工作繁忙并非导致床头抬高措施落实率低的主要原因，因此增加人力资源也并非有效的措施，可不予采用。

（2）对策的可实施性。选用的对策应该是可以实施的，不可实施的对策就不能采用。比如，“提高实施肠内营养的患者床头抬高措施落实率”专案改善的对策中，假如使用有角度标识的床是解决问题的很好的方法，但是实际上医院的很多科室都没有有角度标识的床，也没有足够的资金购买，所以就无法实施。

（3）对策的经济性。选用的对策要考虑其经济性，即这种对策要花多少钱，单位有没有此预算，能不能花得最少。比如，“提高实施肠内营养的患者床头抬高措施落实率”专案改善的对策中，有角度标识的床虽是解决问题的很好的方法，但价格昂贵，不符合对策的经济性，无法选用。

（4）对策的可靠性。提出对策后要评价对策是否可靠，执行的过程中是否存在问题，实施对策后的维护工作难不难做。

（5）对策的时限性。护理专案改善活动具有时间限制，一般需要3个月至6个月的时间完成。因此，要考虑对策实施的时限性，如果采取的对策在上述时限内无法完成，则需要更换对策。

针对每一条主要原因所提出的若干个对策，可制定评价表进行分析（见表2-6）。

表 2－6 评价表

| 序号 | 要因 | 对策 | 评价 | | | | | 综合得分 | 选定方案 |
|---|---|---|---|---|---|---|---|---|---|
| | | | 有效性 | 可实施性 | 经济性 | 可靠性 | 时限性 | | |
| 1 | 要因 1 | 1 | △ | ● | ● | △ | ○ | 15 | |
| | | 2 | ○ | ○ | ● | ● | ● | 21 | ★ |
| | | 3 | △ | ○ | ○ | ○ | △ | 11 | |
| 2 | 要因 2 | 1 | ● | ○ | ○ | ○ | ● | 19 | ★ |
| | | 2 | ○ | △ | △ | ○ | ○ | 11 | |
| 3 | 要因 3 | 1 | △ | △ | ○ | △ | ○ | 9 | ★ |
| | | 2 | △ | △ | △ | | ○ | 6 | |

（注：●5 分　○3 分　△1 分　★最佳方案）

实例：某护理专案改善活动小组关于“提高实施肠内营养的患者床头抬高措施落实率”专案改善的评价表（表 2－7）。

表 2－7 提高实施肠内营养的患者床头抬高措施落实率专案对策评价表

| 序号 | 要因 | 对策 | 评价 | | | | | 综合得分 | 选定方案 |
|---|---|---|---|---|---|---|---|---|---|
| | | | 有效性 | 可实施性 | 经济性 | 可靠性 | 时限性 | | |
| 1 | 床头抬高设备不足 | 购买量角器 | ● | △ | ○ | ● | ○ | 17 | |
| | | 自制量角器 | ● | ● | ● | ● | ○ | 23 | ★ |
| | | 使用有角度标识的床 | ● | △ | △ | ● | △ | 13 | |
| 2 | 培训不足 | 全员统一培训 | ○ | △ | ○ | ○ | ○ | 13 | |
| | | 逐个科室培训 | ● | ● | ○ | ● | △ | 19 | ★ |

（注：●5 分　○3 分　△1 分　★最佳方案）

确定对策时还需要注意以下两点：

（1）避免采用临时性的应急对策。临时应急对策指临时采用的针对问题或不良结果的对策，只是解决当时的紧急状况，是一种应急性的策略。临时应急对策主要是为了应对专案改善而采取的临时性的措施，当专案改善结束后同样的问题还有可能再次出现，因此不能从根本上防止问题的再发生；永久性的对策针对的则是对根本原因的排除，无论专案改善是否进行，只要采取此对策，问题一定不会再次出现，达到持久解决问题的目的。例如，针对鼻肠管堵管采取各种再通的方法，只是临时应急对策，不能防止堵管的再次发生，要使鼻肠管堵管以后不再发生，必须采取针对产生堵管的根本原因的永久对策。

（2）尽量采用依靠小组自己的力量就能做到的对策。如果提出的对策需要其他科室或部门的配合，需要的科室或部门越多，对策实施的可能性越小，因此尽量采用依靠小组努力就可以达到的对策。

3. 制定对策表

针对每一条主要原因确定采用什么对策之后，就可把对策内容制定到对策表中去。对策表需按“5W1H”原则来制定。“5W1H”是六个英文单词的第一个字母，即对策（what）：针对主要原因制定的对策；目标（why）：做到什么程度，即目标值；措施（how）：怎样来进行和完成，即实施对策的具体措施；负责人（who）：谁来做，即负责人；地点（where）：在哪里进行；完成时间（when）：何时进行和完成，即完成期限（见表2-8）。

对策表中制定的目标应尽可能量化，如果确实不能量化，要做到可以检查。比如，“提高实施肠内营养的患者床头抬高措施落实率”的专案，其中提到的主要原因之一为没有测量床头抬高的量角工具，对策为制作统一的量角工具，目标是每个科室至少配备一个该量角工具，措施应是由谁来制作，制作什么样的工具，以确保能够利用量角工具正确测量床头抬高的角度。

**表2-8 对策表**

| 主要原因 | 对策 What | 目标 Why | 措施 How | 负责人 Who | 地点 Where | 完成时间 When |
|---|---|---|---|---|---|---|
| 无测量床头抬高角度的工具 | 制作统一的量角工具 | 每个科室至少配备一个该量角工具 | 1. 设计量角工具 | 卢×× | 病房 | 2011年6月 |
| | | | 2. 与工厂合作，制作量角工具 | 彭×× | | |

不要把对策表中的对策与措施混淆，对策是相对宏观的，是方案性的；措施是具体的、可落实对策的做法。如上述案例中，对策为制作统一的量角工具，措施则为培训指导护士正确使用量角工具。

对策表中的负责人是指组织该项对策实施的负责人，是根据小组的分工来确定的，可以是护理专案改善活动小组的组长，也可以是小组组员。

## 二、制定对策常用的方法

制定对策常用的方法为过程决策程序图法（Process Decision Program Chart，PDPC）。PDPC法是在制订计划阶段或进行系统设计时，事先预测可能发生的各种各样的障碍和不理想事态或结果，从而提前设计出一系列对策、措施来解决，最后达到理想结果的方法。由于这种方法可以预测、防止重大事故的发生，因此也被称为重大事故预测图法。

PDPC法分为两大类型：一类是顺向思维法，即定好一个理想的目标，然后按照顺序考虑实现目标的手段和方法；另一类是逆向思维法，是指为实现某一创新或解决某一因常规思路难以解决的问题，而采取反向思维寻求解决问题的方法。逆向思维法是从理想状态开始考虑实现目标的前提是什么，为了满足这个前提又应该具备什么条件，一步一步倒推，一直推到出发点。

案例1：

某护理专案改善活动小组关于降低患者鼻肠管堵管发生率的专案改善利用PDPC法的顺向思维法来分析，具体如下：

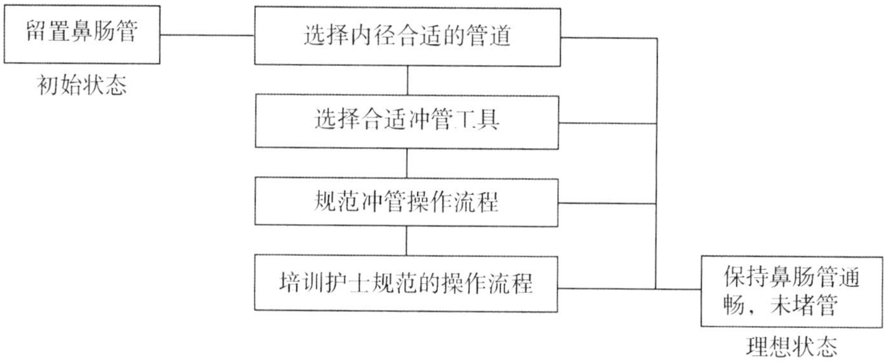


**图 2－8　顺向思维预防鼻肠管堵管的 PDPC 法**

图 2－8 表示：预防患者的鼻肠管发生堵管，按照管道留置和维护的过程制定对策预防堵管。首先给患者留置的鼻肠管的选择，需要选择内径合适的鼻肠管，如果选择内径细的管道易造成堵管；管道置好后要进行维护，需要选择合适的维护工具，例如冲管工具选择注射器还是甘油节，选择哪种规格型号，这些都会影响冲管的效果；冲管工具选好后，就是采用何种维护流程，即冲管的方式和频率的选择；最后是由谁来操作的问题，操作者是否知晓这些操作流程。从置管到维护的过程中，任何一个环节选择不当都会造成堵管。这种顺向思维的方法就是按照正常的操作顺序考虑问题，制定避免发生不良后果所需要采取的对策。

案例 2：

某护理专案改善活动小组关于降低患者鼻肠管堵管发生率的专案改善利用 PDPC 法的反向思维法来分析，具体如下：

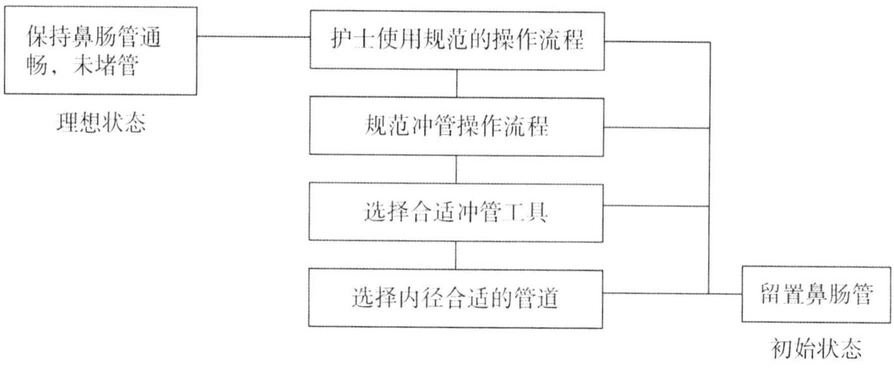


**图 2－9　逆向思维预防鼻肠管堵管的 PDPC 法**

图 2－9 表示：利用逆向思维法来制定预防鼻肠管堵管的对策。首先，假设鼻肠管是通畅的，未发生堵管，需要维护鼻肠管的护士知晓并使用规范的操作流程，也即对维护的护士进行操作流程的培训，前提就要先制定规范的操作流程，对具体的冲管方式和冲管频率进行选择；而冲管方式等能够实施，先要选择合适的维护工具，例如合适的冲管工具选择注射器还是甘油节，选择哪种规格型号；再追溯到管道留置的初始阶段，需要选择内径合适的鼻肠管，如果选择内径细的管道易造成堵管。逆向思维法即先假设已经达到理想状态，再从理想状态倒着推，看需要哪些对策来保证理想状态的实现。

# 第七节　实施对策

实施对策就是针对现状调查、原因分析和要因确认等归结出的问题的根本原因，按照已经制订好的详细计划实施措施的过程。在实现目标的过程中，要根据形势的发展和变化制定出新的方案，或选择、调整相应的方案，最终达到预期目标。

专案改善活动的对策实施是个复杂的系统工程。专案改善的本身就是对现有的不理想的工作习惯、工作方法和组织结构的改变，必须要有一套科学的计划来保证专案改善措施的顺利实施。

对策制定完毕，可以通过填写专案立项单或开题报告等途径，经过领导或上级的核准后实施。在实施对策过程中，专案改善负责人必须加以跟踪，检查实施过程，保障对策的落实。

## 一、实施对策的步骤

（1）实施前应召集实施对策相关人员进行说明及教育培训。实施对策相关人员能否掌握正确的做法，是实施对策过程中成败的关键。

（2）实施过程中，专案改善负责人应负起教导的责任，并保证实施过程中的做法是正确的。

（3）实施过程中，应密切注意对策实施的情况，收集相关数据，以监测活动效果。对发生的任何状况，无论正面或反面的，都必须详细记录，定期检讨。

（4）实施过程中，如发现效果不佳，可重新调整方案后再实施；如发现有反效果或异常时，应立即停止，改用其他对策。

（5）遇到需要与其他部门协调和沟通的事项，以及需要经费、设备、技术方面的支持和协助时，要及时向相关部门和上级主管提出。

（6）专案改善活动完成情况应及时向主管和相关部门通报，以利于活动展开。

## 二、实施对策的方法

实施对策可采取分期分阶段实施或试点实施两种方式。

1．分期分阶段实施对策

实施对策分期分阶段执行，即对策一个一个地实施，这样有利于区分对策效果。开始执行时，应该每日观察对策的效果，检查实施情况。待执行顺利、效果良好时，可改为每周—每半月—每月检查，需定时定人质控，及时确认效果，再进行下一个对策的实施。

2．试点实施对策

对于工作量较大的措施或阻力较大的措施的实施，一般可以先找业务比较成熟、基础较好、配合度较好的人员进行试点。试点成熟后，再在所有实施总体中进行策略的推广。推广就是根据前期试点形成的解决措施、取得的经验的全面应用。

试点实施对策的方法具有以下好处：对对策进行实际验证，优化解决措施，避免出现全面推广对策实施后问题过多、正常业务受影响、专案改善活动失控的局面。

3. 实施对策过程中可能出现的问题及解决办法

当实施对策过程中出现以下情况之一时，专案改善负责人需要调整方案，协调各方面力量，集中精力、扭转被动局面，使对策步入正常实施状态。

（1）项目处于停滞状态。

（2）项目推进困难，进度一再拖延。

（3）小组成员可能失去信心。

（4）专案改善计划实施过程中遇到问题过多，可能导致失控。

（5）专案改善计划出现重大问题。

在实施过程中如果遇到困难无法进行下去时，由专案改善负责人及时召集全体小组成员讨论，寻求其他相应可行的方案。如果遇到确实无法克服的困难，方案无法执行下去，可以适当修改对策，再按新的对策实施。每条对策实施完毕，要再次收集数据，与对策表中所定的目标比较，以检查对策是否已真正实施并达到要求。

## 三、对策实施过程中的记录

在对策实施过程中要做好活动记录，以便为最后整理成果报告提供依据。具体如下：

（1）实施前的记录：记录参加会议的人员、小组成员具体的分工等。

（2）实施中的记录：每条对策的具体实施时间、参加人员、活动地点与具体怎么做、遇到的困难、如何克服困难、花了多少费用等都可以记录下来，以便为最后整理成果报告提供依据。

（3）实施后的记录：对策实施后，对可能存在的以下问题，都应该详细记录并及时解决。

①行动不彻底，没有做到长期保持。

②没有定期检查对策实施的情况及效果。

③对策实施过程中，收集数据不完整，有遗漏。

④对于实施中无效的措施没有进行及时的修改和进一步的完善。

⑤没有真正做到全员参与，部分组员对措施的落实不够重视。

因此，在对策实施过程中，如发现效果不佳，应记录并拟重新调整方案后实施。同时还需要加强专案小组内部的沟通，做好协调工作。如果在实施过程中遇到困难，小组无法达成统一意见，应及时上报上级部门。

待所有的对策落实完毕，所有的要因都得到解决之后，就可进入效果检查的阶段。

# 第八节 检查效果

检查效果是指专案改善活动程序中凡是设立了目标或标准的环节，都应确认其结果是否达到相应目标或标准的活动。

## 一、检查效果的时机

1. 对策实施阶段

该阶段主要检查每项对策实施后，是否达到制定对策时确定的每项对策目标。

2. 效果检查阶段

效果检查阶段是对策表中全部措施完成后，检查其整体效果是否达到小组确定的目标值等。

3. 制定巩固措施标准化阶段

该阶段的效果检查是在检查对策表中的有效措施被纳入相关文件、制度或指引后，检查文件、制度、指引等的实施效果。

从广义上讲，护理专案改善活动效果检查包括上述三个环节，上述各阶段的效果检查虽然目的各有不同，但方法却有相通之处。只要掌握了第二个环节效果检查阶段的方法，其他环节的效果检查就比较容易理解和掌握。例如，在对策实施阶段的效果检查就类似效果检查阶段中的现状改进检查；制定巩固措施标准化阶段中的效果检查类似效果检查阶段中的完成目标检查。所以，本节主要介绍上述第二环节效果检查阶段检查效果的内容和方法，即当对策表中所有对策实施完成后，也就是所有的要因都得到了解决或改进之后，接下来就要收集数据，用以检查专案改善所取得的效果，确认专案改善活动是否达到预期目标。

## 二、专案改善效果的分类及内容

1. 专案改善效果的分类

专案改善活动效果分为有形效果和无形效果两类。

有形效果是指在活动中产生的直接效果，主要指那些可以用物质或价值形式表现出来的效果，一般较容易用数值或数量表示，如发生率、合格率、感染率、费用、候诊时间、设备故障次数等。通过比较，可以计算出由改善前进步至改善后的数值变化，这种效果被称为有形效果。护理专案改善的有形效果，如手术体位性压疮发生率下降、脊柱术后患者便秘发生率降低、医疗垃圾处理费用与改善前相比降低等。

无形效果是与有形效果相对而言的，较难用数值或数量表示，多指思想意识方面或能力、信心、社会效益等方面的收获，如意识（包括质量意识、问题意识、改进意识、参与意识、服务意识）的提高、个人能力的提高、价值的认同、解决问题的信心、团队凝聚力的增强等，这些效果虽然不能产生直接效益，却是非常宝贵的精神财富。

2. 专案改善效果的内容

（1）专案改善目标达成情况：通过专案改善活动，评价指标结果是否达到设定的目标。

（2）现状改善情况：现在存在的症结问题是否得到改进或解决。

（3）非预期效果：专案改善虽然达到了目标，但在实施过程中，可能造成了意外的效果，包括意外收益和非预期副作用。意外收益是指非预期的良好收获。非预期副作用是没有预料到的不良结局，如导致资源消耗上升或成本提高等。

（4）社会效益：是指通过专案改善为社会所作的贡献，也称外部间接效益，包括有形的经济效益和无形的社会效益。经济效益是给利益相关方带来的收益，例如收入与损耗之差，须如实计算和评价。无形的社会效益指专案改善活动的行为及结果带给活动单位和小组的社会信誉、社会形象与人格魅力的提升。

## 三、效果检查的步骤及常用方法和工具

1. 收集资料

使用进行现状调查时相同的数据收集工具来收集资料，如根据调查项目设计的调查表或观察记录表等收集实施改进措施后的相关数据。

2. 整理数据

该步骤也与现状调查时的数据整理相似。对收集到的数据进行分组，根据调查目的和预期分析指标整理数据，使调查目的和预期分析指标更加具体和明确，可以参照本章“现状调查”一节，将实施专案改善对策后的数据进行整理、统计分析。

3. 对专案改善效果进行检查

（1）将专案改善后的值与设定目标值相比较，检查目标完成情况。

①目标达成率和进步率的计算。

在获得专案改善评价指标的目标值、改善前和改善后的值之后，可以通过计算目标达成率和进步率来进一步评价专案改善效果：

目标达成率 =（改善后值 - 改善前值）÷（改善前值 - 目标值）×100%

目标进步率 =（改善后值 - 改善前值）÷改善前值 ×100%

例如，在“降低危重症患者静脉输注胰岛素低血糖发生率”的专案改善中，经现状调查 2013 年 1—6 月静脉输注胰岛素的 50 例危重症患者，其中低血糖发生率为 10%。设定低血糖发生率目标值为 6%，在实施对策后，统计 2013 年 7—12 月静脉输注胰岛素的 49 例危重症患者低血糖发生率为 2%。该专案的目标达成率 =（0.1 - 0.02）÷（0.1 - 0.06）× 100% = 200%，即本专案不仅达到了目标值，而且目标达成率超过了 100%，已超过了目标值。目标进步率 =（0.1 - 0.02）÷0.1 ×100% = 80%，改善后的值比原来改善前的值下降了 80%。

②改善前后图表的比较。

常用的统计图主要有以下几种：

柱状图（histogram）：也称条图（bar graph）、长条图（bar chart）、条状图，是一种以长方形的长度为变量的表达效果的统计报告图，由一系列高度不等的纵向柱形表示数据分布的情况，易于比较各组数据之间的差别。常用来比较两个或以上、不同时间或者不同条件的价值或效果，所表达的数据通常为同一变量。柱状图亦可横向排列，或用多维方式表达。

例如，在“降低危重症患者静脉输注胰岛素低血糖发生率”的专案改善中，实施对策后的效果与目标值的比较可以用柱状图来呈现（如图 2 - 10）。

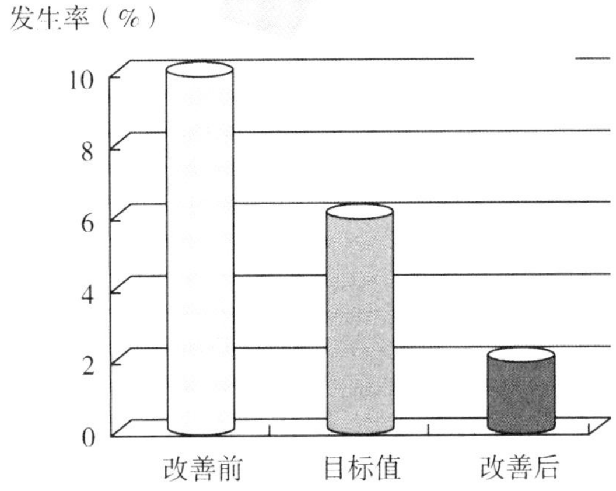


**图 2－10　对策实施后低血糖发生率与目标值的比较**

在该图示中，所比较的变量为低血糖发生率，三条长度不等的柱形分别代表不同条件下的低血糖发生率。通过柱形的长短可以直观显示经专案改善后低血糖发生率与改善前和所设目标值的差异。

折线图：折线图反映的是随时间而变化的一组或数组连续数据，因此非常适用于显示在相等时间间隔下（即统计周期）数据的变化趋势。在折线图中，类别数据沿水平轴均匀分布，所有变量值沿垂直轴均匀分布。

例如，在“提高足月顺产儿母婴皮肤早接触率”的专案改善中，与目标值80%相比较，从折线图中可以直观地看出实施对策后每个统计周期内检查项目达到目标的情况（如图2－11）。

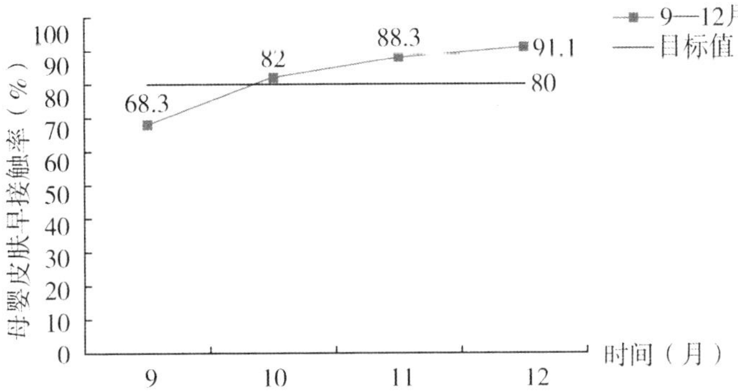


**图 2－11　实施措施后母婴皮肤早接触率与目标值比较**

使用折线图来检查效果时，对于数据统计整理的要求较高。需收集整理每个统计周期的数据，在图中与目标值相比较，检查达到目标值的情况。

（2）检查现状改善情况。

在护理专案改善中，对现状改善情况的检查主要是检查存在的症结问题是否得到解决或改进，即针对导致问题产生的各种因素（原因）进行统计分析，检查是否得到解决或改进。

为了保证检查结果的有效性和可比性，不论使用何种检查工具都必须注意以下两点。第一，方法一致性，即所用的检查方法与现状调查所用的方法一致。第二，统计周期一致性。用于效果检查的数据，其统计周期必须与现状调查时所用的统计周期一致，如周、月、季度等。

例如，在“降低门诊患者药物过敏试验不安全因素的发生率”的专案改善活动中，对2014年6月在注射室进行药物皮肤过敏试验的患者进行回顾性调查，全面收集资料，以了解药物过敏试验患者存在不安全因素的发生率。经现状调查，发现存在不安全因素的患者共95例，不安全因素种类及所占百分比如表2－9所示。

**表2－9　门诊患者药物过敏试验不安全因素**

| 不安全因素 | 例数（$n$） | 百分比（%） | 累积百分比（%） |
| --- | --- | --- | --- |
| 患者私自离开注射室 | 34 | 35.8 | 35.8 |
| 延迟看皮试结果时间 | 20 | 21.1 | 56.9 |
| 患者空腹来做皮试 | 18 | 18.9 | 75.8 |
| 护士未告知患者 | 15 | 15.8 | 91.6 |
| 医嘱皮试液种类错误 | 8 | 8.4 | 100 |

针对以上不安全因素，通过实施对策，于2014年12月进行检查，收集资料，统计2014年12月药物过敏试验不安全因素发生率。发现存在不安全因素的患者共15例，不安全因素的种类及所占百分比如表2－10所示。

**表2－10　门诊患者药物过敏试验不安全因素**

| 不安全因素 | 例数（$n$） | 百分比（%） | 累积百分比（%） |
| --- | --- | --- | --- |
| 患者空腹来做皮试 | 10 | 66.7 | 66.7 |
| 患者私自离开注射室 | 2 | 13.3 | 80.0 |
| 医嘱皮试液种类错误 | 2 | 13.3 | 93.3 |
| 护士未告知患者 | 1 | 6.7 | 100 |
| 延迟看皮试结果时间 | 0 | 0 | 100 |

在该检查效果过程中，检查方法与现状调查所用的方法是相同的，均是对在注射室进行药物皮肤过敏试验的患者进行调查，统计发生的药物过敏试验不安全因素的种类和例数；此外，检查效果与现状调查的统计周期是一致的，以月为单位，均是一个月。又如，在

"提高足月顺产儿母婴皮肤早接触率"的专案改善活动中，在现状调查时，回顾性调查了1—4月足月顺产儿母婴皮肤早接触率，实施对策后，分别统计了每个月足月顺产儿母婴皮肤早接触率，以检查现状改善情况。

**表2-11 实施对策前后足月顺产儿母婴皮肤早接触率比较**

| 月份 | 1月 | 2月 | 3月 | 4月 |
|---|---|---|---|---|
| 母婴皮肤早接触率（%） | 63.7 | 48.5 | 54.0 | 55.5 |
| 月份 | 5月 | 6月 | 7月 | 8月 |
| 母婴皮肤早接触率（%） | 57.1 | 67.3 | 63.4 | 55.5 |
| 月份 | 9月 | 10月 | 11月 | 12月 |
| 母婴皮肤早接触率（%） | 68.3 | 82.0 | 88.3 | 91.1 |

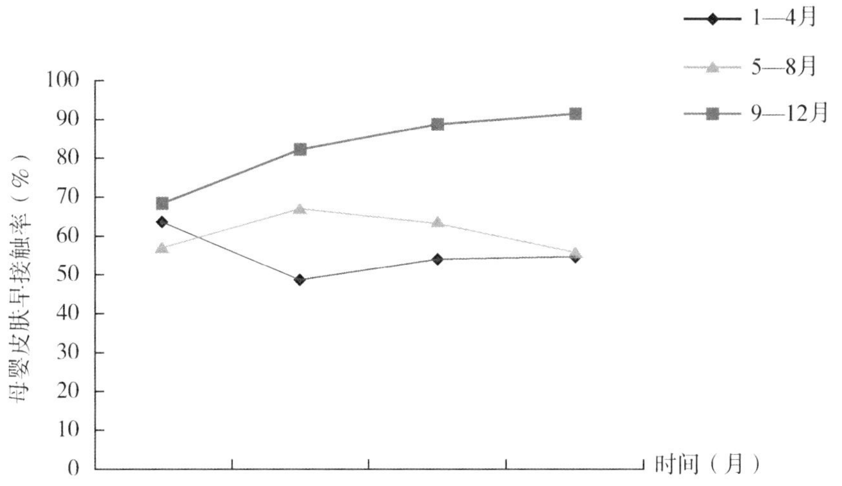


**图2-12 实施对策前后足月顺产儿母婴皮肤早接触率对比**

表2-11所示的是自5月起实施改进措施后每个月足月顺产儿母婴皮肤早接触率与实施改进措施前1—4月情况的对比，并且从图2-12中可以看出，在实施改进措施初期，5、6月呈现小幅度上升趋势之后，7、8月呈下降趋势，经过专案小组及时查找原因、调整对策之后，9月之后足月顺产儿母婴皮肤早接触率提高并且呈持续上升趋势。故检查现状改善情况还能及时发现改进过程中存在的问题，有利于及时调整措施，促进专案改善的进行。

在该检查效果过程中，检查方法与现状调查所用的方法是相同的，均是对执行足月顺产儿母婴皮肤早接触的情况进行调查，统计每个月足月顺产儿母婴皮肤早接触率；检查效果与现状调查的统计周期也是一致的，均为月。

①排列图。

排列图也叫柏拉图（Pareto analysis），又名重点分析图。它是根据所搜集的数据，以不同区分标准单位加以整理、分类，计算出各分类项目所占的百分比，然后按照大小顺序排列，加上累积值所形成的图形。

运用排列图检查现状改善情况时，主要看三点：在相同统计周期内，总数 N 的变化；症结问题所占比例或频数是否明显下降；各项目排序位置变化。

与现状调查相比较，总数减少、关键项排列次序后移或明显减少，说明措施有效。总数未变或只有少量变化，说明措施效果不明显。关键项目后移，次要项目前移，而总数变化不大，说明项目之间可能存在相互影响，对策实施存在副作用。

例如，在“降低门诊患者药物过敏试验不安全因素的发生率”的专案改善中，对实施专案改善前后药物过敏试验不安全因素的检查可以用柏拉图来呈现，分别如图2－13、图2－14所示。

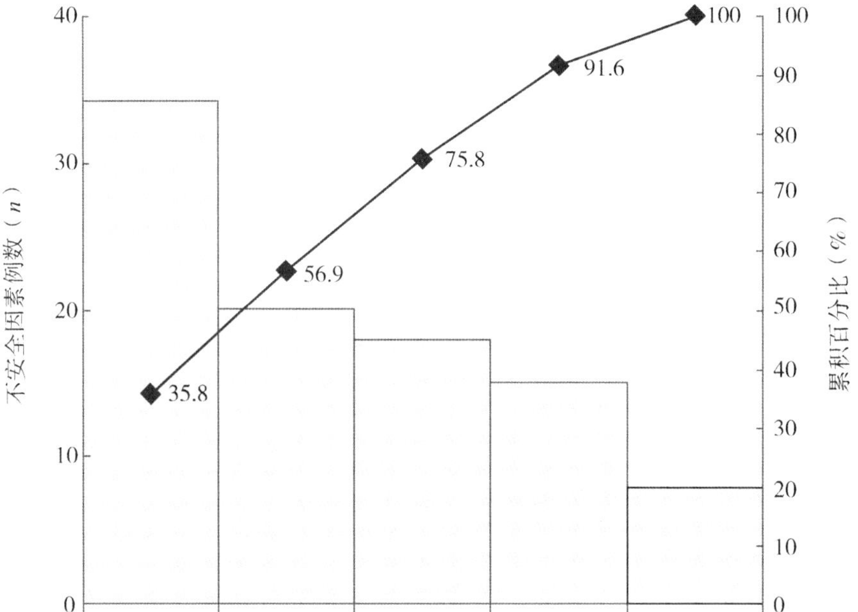


| | 患者私自离开注射室 | 延迟看皮试结果时间 | 患者空腹来做皮试 | 护士未告知患者 | 医嘱皮试液种类错误 |
|---|---|---|---|---|---|
| □ 不安全因素例数（n） | 34 | 20 | 18 | 15 | 8 |
| ◆ 累积百分比（%） | 35.8 | 56.9 | 75.8 | 91.6 | 100 |

**图2－13　专案改善前门诊患者药物过敏试验不安全因素柏拉图**

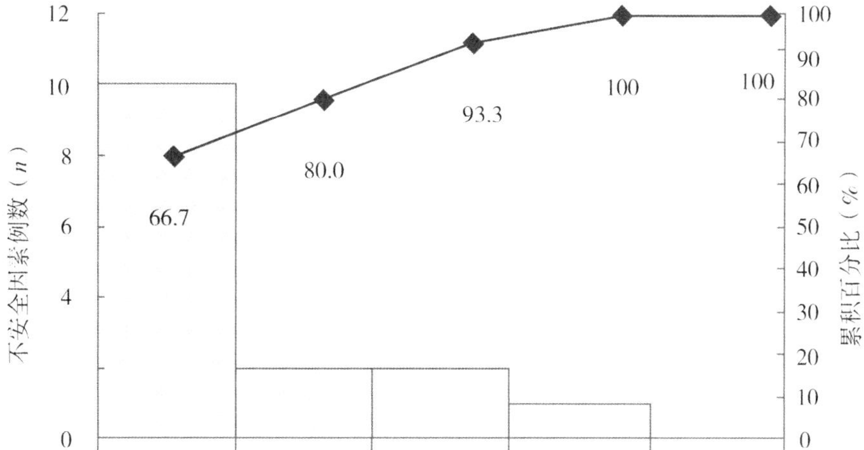


| | 患者空腹来做皮试 | 患者私自离开注射室 | 医嘱皮试液种类错误 | 护士未告知患者 | 延迟看皮试结果时间 |
|---|---|---|---|---|---|
| □ 不安全因素例数（n） | 10 | 2 | 2 | 1 | 0 |
| ◆ 累积百分比（%） | 66.7 | 80.0 | 93.3 | 100 | 100 |

**图 2－14　实施对策后门诊患者药物过敏试验不安全因素柏拉图**

实施专案改善措施后与改善前的现状调查相比较，皮试过程中存在不安全因素的患者总数减少，由改善前的 95 例/月减少至 15 例/月；关键原因如患者私自离开注射室、延迟看皮试结果时间等例数大大减少。

应用柏拉图进行分析时，主要有以下几点注意事项：分析柏拉图只要抓住前面的 4～5 项原因就可以；柏拉图的分类以 4～9 项较合适，最多不超过 9 项；如果分类项目太多，超过 9 项，可将百分比比较低的项目划入“其他”；如果分类项目太少，少于 4 项，则制作柏拉图无实际意义；制作成的柏拉图如果发现各项目分配比例差不多时，柏拉图则失去意义，因为这与柏拉图分析法的“二八定律”不相符，应从其他角度收集数据再作分析。

②折线图。

折线图不仅适用于检查达到目标的情况，更适用于现状改进情况的检查。因为折线图可以清晰、直观地显示专案改善活动期间每一个统计周期的情况。

在“提高足月顺产儿母婴皮肤早接触率”的专案改善中，每个月足月顺产儿立即进行母婴皮肤早接触率如图 2－12 所示。

③饼图。

饼图将变量值显示为整体的百分比。类别构成比由各个扇区来表示。扇区的大小由各个值在所有值总计中所占的百分比来决定，各扇形面积表示的百分比相加总和为 100%。饼图有两种类型：饼图和分离型饼图。

例如，在“降低植入物提前放行”专案中，在改善前，2014 年 5—7 月处理植入物共 220 套，提前放行 70 套，植入物提前放行的原因分类及比率见表 2－12、图 2－15。

表 2－12　专案改善前植入物提前放行原因分类及比率

| 原因类别 | 套数（n） | 比率（%） |
|---|---|---|
| 急诊手术 | 22 | 31.43 |
| 择期手术 | 45 | 64.28 |
| 植入物未及时送达 | 3 | 4.29 |

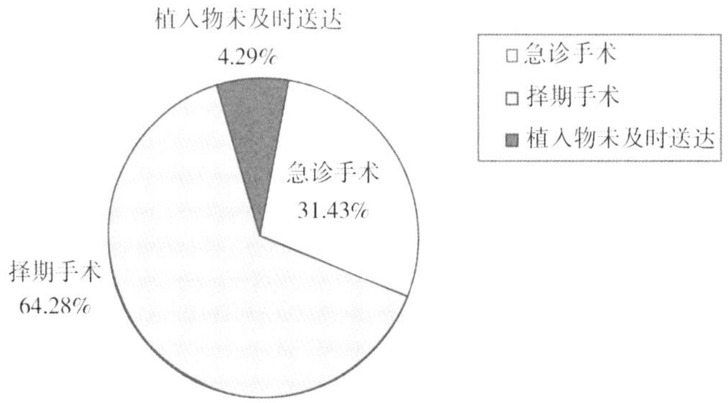


图 2－15　专案改善前植入物提前放行原因分类及比率

专案改善措施实施后，2014 年 8—10 月期间植入物提前放行 18 套，其中 16 套为急诊手术使用、2 套因择期手术安排计划性欠佳导致。提前放行的原因分类及比率见表 2－13、图 2－16。

表 2－13　专案改善后植入物提前放行原因分类及比率

| 原因类别 | 套数（n） | 比率（%） |
|---|---|---|
| 急诊手术 | 16 | 88.89 |
| 择期手术 | 2 | 11.11 |
| 植入物未及时送达 | 0 | 0 |

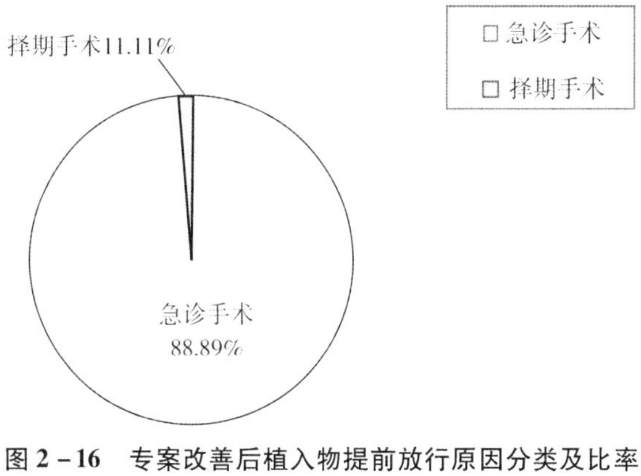


图 2－16　专案改善后植入物提前放行原因分类及比率

在护理专案改善活动中，实施对策后收集数据，绘制饼图，与现状调查饼图相对比，比较总数减少、关键项所占比例减小，则说明措施有效。

使用饼图须符合以下条件：仅有一个数据系列；各类别分别代表整个饼图的一部分；负值和零值无须体现；总体的数据不能太少，否则统计后的比率关系不能反映实际状态；统计的数据分组也不宜过多、过细，类别数目不超过7个。

（3）计算经济效益。

经济效益是指活动、服务过程中的投入与产出、所得与所费、劳动占用和劳动消耗与劳动成果之间的对比关系或相比较的结果。经济效益是资金占用、成本耗费（包括人力、物力、时间的成本）与有形生产成果的比较。

①计算时间段。经济效益是计算护理专案改善活动期内所产生的经济效益。

②计算公式：

经济效益 = 产生的效益 - 投入的费用

在护理专案改善中，经济效益还可通过比较实施对策前后在相同统计周期内的耗费成本、增加的收益等来进行评价。

③有关部门认可。经计算得到的经济效益必须经过单位有关部门确认后方可作为小组活动产生的最终经济效益。

在“降低手术室损伤性医疗废物处理成本”的专案改善中，就对实施专案改善措施后损伤性医疗废物处理费用进行了计算，并与专案改善前损伤性医疗废物处理成本进行对比（如表2-14），相同时间段内减少的费用可计为专案改善取得的经济效益。

**表2-14　2013年上年半与下半年损伤性医疗废物处理费用对比**

| 日期 | 手术例数($n$) | 10L锐器盒(元) | 5L锐器盒(元) | 废物处理费(元) | 垃圾袋费(元) | 总处理费(元) |
|---|---|---|---|---|---|---|
| 2013年2—5月 | 5 000 | 6 720 | 0 | 6 960 | 1 976.4 | 15 656.4 |
| 2013年6—11月 | 7 800 | 472.5 | 3 375 | 3 315 | 810 | 7 972.5 |

（4）无形效果的评价。

①专案改善前后活动小组综合能力的评价。

活动前后由本护理专案改善小组所有组员进行评分，每项最高为5分，最低为1分，最终每项取平均分。例如，在“降低手术室损伤性医疗废物处理成本”的专案改善中，小组成员人数共计6人，在专案改善前，组员对“责任心”项目进行评价，总分为10分，则平均分 = 10 ÷ 6 ≈ 1.7分；在专案改善后，组员再次进行评价，总分为24分，则平均分 = 24 ÷ 6 = 4分。其他项目以此类推，采用相同的方法计算专案改善前后的评分。如表2-15所示：

**表2-15　护理专案改善前后活动小组综合能力评分**

| 项目 | 活动前 | | 活动后 | | 活动成长正/负向 |
|---|---|---|---|---|---|
| | 总分 | 平均分 | 总分 | 平均分 | |
| 责任心 | 10 | 1.7 | 24 | 4.0 | ↑ |

（续上表）

| 项目 | 活动前 | | 活动后 | | 活动成长正/负向 |
|---|---|---|---|---|---|
| | 总分 | 平均分 | 总分 | 平均分 | |
| 自信心 | 12 | 2.0 | 23 | 3.8 | ↑ |
| 积极性 | 8 | 1.3 | 20 | 3.3 | ↑ |
| 解决问题能力 | 10 | 1.7 | 28 | 4.7 | ↑ |
| 团队凝聚力 | 9 | 1.5 | 26 | 4.3 | ↑ |
| 沟通协调 | 8 | 1.3 | 26 | 4.3 | ↑ |

在计算护理专案改善前后的活动小组综合能力评分之后，就可以通过绘制雷达图（如图2－17），进一步形象、直观地显示实施专案改善前后活动小组综合能力的提高。

雷达图（radar chart），又可称为戴布拉图、蜘蛛网图（spider chart），是财务分析报表的一种。目前在医学领域内作为一种能对多变量资料进行综合分析的图形。它是以一点为中心，每一变量为一轴，有n个变量即形成n轴的由内向外放射状图形。雷达图具有综合评价若干指标或变量的优势，因此，对于护理改善专案无形效果的评价就常采用雷达图这一工具来形象地展示。

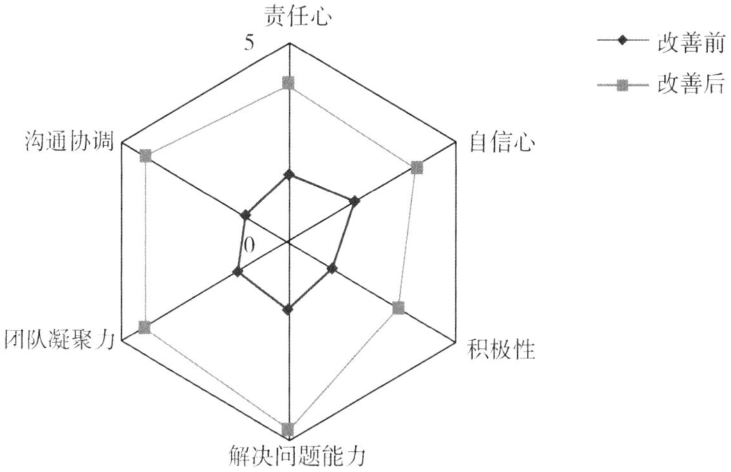


**图2－17　护理专案改善活动小组综合能力雷达图**

②无形的社会效益：专案改善活动后，项目对社会所产生的好的效果和影响，主要表现在公众反映和社会评价体系上。如提高住院患者自备口服药的有效服用率后，住院患者对管床责任护士的满意度相应提高。

③衍生效益：如根据专案改善活动发表论文、申报课题、申请专利等。

在效果检查时，不要一味地追求高、深、新的统计技术工具，如果用简易图表就能够呈现效果，就没有必要用复杂的统计工具。

# 第九节 制定巩固措施及标准化

当专案改善活动取得成果后，需把成果稳定维持下去，巩固已取得的成果，防止问题的再发生。因而要制定巩固措施，并将已取得成果的有效措施纳入标准，达到标准化。

## 一、标准化

标准化是指在一定的范围内获得最佳秩序，对实际的或潜在的问题制定共同的和重复使用的规则的活动。标准（standard）是对重复性事物和概念所做的统一规定，它以科学、技术和实践经验的综合成果为基础，经有关方面协商一致，由主管机构批准，以特定形式发布，作为共同遵守的准则和依据。国家标准指出“规范”“规程”也是标准的一种形式。

专案中需要改善的问题已经解决，要证明采取的措施有效，可以把有效的措施进行标准化，以便能继续实施下去，养成良好的工作习惯。所有的操作流程、工作程序或管理程序经过试行、修订、临床验证，总结成完善的规范固定下来，即可成为工作标准。

## 二、标准化的目的

（1）技术储备：主要是把积累的技术和经验通过文件的方式加以保存，将其转化为部门的财富从而不会因为人员的流动而导致技术和经验的流失。

（2）提高效率：将验证之后行之有效的改善措施，纳入程序化、标准化的工作流程中，可规范员工的工作行为，加强员工的执行能力，提高工作效率。

（3）防止再发：通过护理专案改善活动，制作标准化的护理工作流程，可保证工作的同质性，更好地服务于患者，避免同类不良事件的再次发生。

（4）教育训练：把积累的技术和经验转变为文字的形式，纳入新入职人员的培训课程中，让新人快速上手，进入临床专业的角色。

## 三、标准化的步骤

（1）把实施对策中行之有效的措施初步纳入标准，修订原标准，必要时制定新的管理办法。

（2）将制定的新标准及管理办法，报上级部门审批。

（3）正确执行经修订并被批准的新标准。

（4）现场跟踪是否按新的方法操作或执行新的标准，收集数据，确认效果。

## 四、标准化案例

案例1：“降低对比剂外渗发生率”之专案改善措施标准化。

医院影像中心护士发现：患者在影像增强扫描检查过程中，存在发生对比剂外渗的现象，2013年上半年对比剂外渗发生率为0.21%。虽然患者对比剂外渗的发生率不高，但一旦发生，将会造成严重后果。通过开展“降低对比剂外渗发生率”的专案改善，取得了显著成效，对比剂外渗发生率下降到0.03%。因此，专案改善小组修订原来的预防对比剂外渗的护理操作流程，把专案改善中有效的护理措施，如由原来选择手背或前臂的血管改选粗、大、直、弹性好的血管，要求首选肘部贵要静脉、肘正中静脉、头静脉或桡静脉；选择与注射流速相匹配的合适型号的留置针；预注射盐水和观察实时压力变化曲线进行对比剂外渗预测等纳入护理操作流程，制定新的护理操作流程。护理部召集护理质量管理委员会成员讨论并通过新的护理操作流程。日后按新的操作流程及管理办法实施，并且把新的护理操作流程列入科室护理人员的培训教育内容，跟进修订的新护理标准的落实情况及观察效果。

案例 2："提高实施肠内营养的患者床头抬高措施落实率"之专案改善措施标准化。

医院在 2011 年肠内营养实施过程中发生误吸的患者有 12 例，其中 2 例造成严重后果。经过根本原因分析，主要原因为护理人员为患者实施肠内营养过程中床头未抬高或床头抬高不足 30°。于是开展了"提高实施肠内营养的患者床头抬高措施落实率"的护理专案改善活动。专案改善半年后效果是显著的，误吸发生率下降了 50%。主要的有效护理措施是使用床头量角器，床头抬高 30°～45°。因此，专案改善小组修订了原来的肠内营养护理常规，把有效而又容易实施的护理措施"使用床头量角器，床头抬高 30°～45°"补充进去。护理部召集护理质量管理委员会成员讨论并通过了新的肠内营养护理标准。日后按新的管理办法实施，并且把新的护理标准列入护理人员的培训教育内容，跟进修订的新护理标准的落实情况及观察效果。往后一年的数据显示，肠内营养实施过程中患者误吸的不良事件未再发生。

# 第三章

# 护理专案改善活动的组织与开展

## 第一节　护理专案改善活动的组织与管理

### 一、护理专案改善活动的组织

依据“护理质量持续改进”的宗旨，护理专案改善活动的开展越来越广泛。为了顺应护理专案改善活动的发展，完善护理专案管理，规范护理专案改善活动的开展和实施，健全护理专案改善活动的制度，更好地推进护理专案改善活动，提高护理专案改善活动的水平，医院需成立护理专案管理委员会或者由护理质量管理委员会负责。护理专案管理委员会还可根据工作性质的不同成立相应的工作小组，如护理专案管理培训小组、事务小组及评审小组等。

1. 护理专案管理委员会的职责

（1）护理专案改善活动的具体推进、督导与成果验收。

（2）确定护理专案改善活动的管理办法、实施细则。

（3）探讨并处理各推行科室所提出的意见与问题。

（4）负责院级护理专案改善活动的提案审查判定、成果评审及推广。

（5）确定下设小组组员的资格及人选。

（6）绩优个人、小组、集体的推荐、表扬与奖励。

（7）组织医院内外部护理专案改善活动的观摩与交流，并选派相关人员参加外院举办的相关活动或交流会。

2. 护理专案管理培训小组的职责

（1）在护理专案管理委员会的指导下制订护理专案改善活动的培训计划。

（2）负责组织相关人员进行专案改善活动的培训。

（3）按照培训体系对培训情况进行检查。

（4）负责推荐适当人员参加院内及院外举办的与专案改善活动相关的培训课程，并培训师资。

3. 护理专案管理事务小组的职责

（1）评估护理专案改善活动预算，并定期核查执行情况。

（2）制订护理专案改善活动的宣导计划，并组织宣导。

（3）负责护理专案改善活动统计报表的数据收集、整理、分析、总结与上报。

（4）协调、指导并支持各科室专案改善活动的推行事项。

（5）组织病区级/科室级护理专案改善成果发表或交流会议。

（6）实施/执行专案改善活动奖励的相关事务工作。

（7）收集并整理专案改善活动的相关记录资料。

（8）定期核查科室专案改善活动的改善效果及专案持续期间的追踪情况。

（9）执行护理专案管理委员会的决议事项。

4. 护理专案管理评审小组的职责

（1）组织、实施护理专案改善活动成果发布的评审。

（2）负责评审数据的收集、整理、统计与上报。

（3）整理、总结各科室护理专案改善活动的优点及不足之处，指导各科室护理专案改善活动的开展以及护理专案改善水平的提高。

## 二、护理专案改善活动的管理流程

1. 专案提出方式

专案应以护理单元的名义提出。

2. 专案的立项流程

（1）指定性专案。

对于通过会议指定、上级管理部门交办而确立的专案，上级管理部门指定负责人承办专案。专案改善负责人须填写专案立项单，将专案来源、专案背景、改善思路、改善目标、改善部门及参与人员等基本信息填写完成后，再将专案立项单呈护理专案管理委员会审核或组织专案改善开题报告会进行答辩。经确认后，专案即可立项。

（2）自主性专案。

护理人员根据本部门实际情况以个人或多人的形式自发地进行专案研究，确定题目。专案改善负责人须填写专案立项单，将专案来源、专案背景、改善思路、改善目标、改善部门及参与人员等基本信息填写完成后，再将专案立项单呈护理专案管理委员会审核或组织专案改善开题报告会进行答辩。如果审核或答辩顺利通过即可立项。对于改善思路不够具体、目标不明确的专案，则由护理专案管理委员会成员给予指导，负责人重新修正或补充后即可立项。如果出现下列情况则不予立项：①专案不具可实施性；②重复提出，专案有抄袭嫌疑或其他管理活动已做过该主题；③预计改善目标仅为恢复原状而无优化改善及创新。

3. 登记及编码

专案立项后，专案负责人须将专案立项单报送至专案管理委员会事务小组，事务小组干事依据专案编码原则为专案编码并备案。

4. 专案实施

专案改善负责人负责并组织专案改善的实施，保证专案在计划的时间内完成。

5. 专案结案与评审

所有专案须经护理专案管理委员会进行结案审核，审核通过后，根据护理专案改善活动成果发布评审表对其进行评分。评审顺利通过者予核准结案；若未被核准结案，专案改善负责人需按指示重新制订工作计划，组织专案改善实施或进行相应处理。

6. 成果发布与评奖

护理专案管理委员会对已获核准结案的专案组织成果发布，对优秀专案给予奖励。

7. 专案成果标准化

专案改善小组成员将专案改善活动中行之有效的措施纳入新标准或管理办法，将制定的新标准或管理办法报上级部门审批，获批后作为新标准执行。

## 三、护理专案改善活动小组的组建

1. 护理专案改善活动小组组建的原则

护理专案改善活动小组是专案改善活动的基本单位，多以护理单元组建，是一个团结、集思广益、解决问题的团队。小组的组建一般遵循以下基本原则：

（1）自愿参加。

护理专案改善活动小组的活动不需要强迫命令，小组是在充分调动护士的积极性的基础上进行组建的，成员通常是自愿加入专案小组的，这样有助于提高解决问题的效率。

（2）小组人数要合理。

专案小组人数通常以 4 ~ 10 人为宜。人数不宜过多，通常不超过 10 人，人数过多会导致责任推诿现象的发生；小组人数也不宜过少，通常不少于 4 人，人数过少不利于小组成员之间的交流和互助，会减弱小组活动的推进效果。一般情况下人数以不少于主要原因的条数为宜。

（3）小组成员资深程度与问题的重要性成正比。

小组成员资历、职称分布要合理。小组成员，尤其是组长，必须在专案改善所在专科领域有一定的工作经验，具备分析、解决问题的能力，能够解决该专科领域的问题。

2. 护理专案改善活动小组成员的要求与职责

（1）护理专案改善活动小组组长的基本职责。

一个护理专案改善活动小组能否取得良好的成果，组长的作用很重要。组长是专案改善小组的核心人物。

小组组长的基本职责如下：

①组织领导。组长应该能够把全组的人员及时地组织、调动起来，克服“没时间”“没条件”等困难，领导大家开展活动。组长要靠对专案改善小组活动的高度热情和模范带头作用来凝聚全体组员。

②培训教育。组长要带领全组人员进行各种有关的培训。通过培训使大家树立“质量在我手中，质量在我心中”的观念，提高全组人员的知识水平，为小组活动的顺利开展打下牢固的基础。

③协调联络。组长是小组的“外交家”和“公关部长”，既要能开展纵向的联络和汇报活动，也要能进行横向的协调活动。

④日常管理。组长要经常整理日常的资料记录，及时地考勤、点名，进行各种管理活动。当一个活动完成以后，及时整理专案改善活动小组的成果。

（2）护理专案改善活动小组组长的条件。

①热爱本职工作，责任心强。热心推行质量管理工作，任劳任怨，不怕困难。

②业务知识丰富，专业技术水平较高，接受过全面质量管理基本知识的教育，掌握常

用的质量管理工具，技能和水平能够服众，能担负专案改善活动的指导。

③善于团结全组成员，激发大家的热情，集思广益，勇于进取。

④有较强的组织能力、应变能力。

（3）护理专案改善活动小组成员的职责。

①按时参加活动。成员应按时参加小组活动，积极发挥自己的聪明才智，群策群力地为小组活动作贡献。

②按时完成任务。只有每个组员都能按小组分工完成自己的任务，全小组要解决的课题才能得以完成，即“千斤重担大家挑”。

③支持组长工作。小组成员要服从组长领导，积极支持组长工作，配合其他组员工作。成员之间相互沟通、相互帮助，共创协调、融洽的工作环境。

④积极发现并解决自己周围的质量管理和质量改进问题。

3. 组建护理专案改善活动小组的基本条件

组建护理专案改善活动小组是为了顺利开展活动，是实现全员参与质量改进的有效形式。要在科室内开展好专案改善活动，小组应具备以下几个基本条件：

（1）科室领导对专案改善活动在思想上予以重视，在行动上予以支持，在资源上予以保证。

（2）科室人员对专案改善活动有认识，有要求。只有科室人员对专案改善活动的意义有认识，并有参加专案改善活动的愿望和要求，开展专案改善活动才能成为科室人员自觉、主动的行为。专案改善活动需建立在群众基础上。

（3）科室需要有护理专案改善活动的骨干人员。

（4）建立健全护理专案改善活动小组的规章制度。

# 第二节 护理专案改善活动的开展

## 一、护理专案改善活动的开题报告

1. 护理专案改善活动开题报告的定义与作用

护理专案改善活动开题报告是指开题者，即活动小组组长，针对护理专案改善活动撰写的一种文字说明材料。开题报告是由开题者将自己所选的专案改善主题的概况，向护理质量管理委员会进行陈述，并由他们对专案改善活动进行评议，确定是否批准该护理专案改善的选题。护理专案改善的开题一旦被批准，课题便可以正式确立。因此护理专案改善的开题报告可以说是对所选课题的设计和论证，是提高选题质量和水平的重要环节。

通过开题报告，开题者可以将自己对专案改善所选主题的认识理解和准备工作情况加以整理、概括，为评审者提供一种较为确定的开题依据。开题报告通过后，可以对护理专案改善活动发生直接的影响，可以作为课题展开时的一种暂时性的指导，也可以作为修正课题的重要依据等。

总之，护理专案改善活动的开题报告是选题阶段的主要文字表现。它是连接选题过程中备题、开题、审题及立题这四大环节的强有力的纽带。

2. 护理专案改善活动开题报告的撰写与汇报

开题报告是专案改善活动的总体构想，因而篇幅不必过大。护理专案改善活动的开题报告一般包括：选题、活动计划、现状调查、原因分析、目标设定、拟定对策等。

（1）护理专案改善活动开题报告提纲的撰写。

①选题：应说明选题理由，即回答为什么要做这个护理专案改善活动，交代选题的价值及需要背景。一般先谈现实需要，由存在的问题导出护理专案改善的实际意义，然后再谈理论及实践价值，要求具体、客观，且具有针对性，注重临床需求和单位发展的需要，切忌空洞无物的口号。可综合国内外研究概况和有关文献资料的主要观点与结论，从选题的科学性、必要性、现实性、迫切性、可行性等方面来阐述选题的理由。

②护理专案改善活动计划：整个护理专案改善活动在时间及顺序上的安排，要分阶段进行，对每一阶段的起止时间、相应的内容均要有明确的规定，阶段之间不能间断，以保证研究进程的连续性。也就是课题确定之后，小组成员在正式开展专案改善活动之前制订整个护理专案改善活动的工作计划以及大致的进度安排，以及活动小组人员的分工与合作等。阶段分工要明确，在各个阶段具体由谁负责、由谁处理相关事项；阶段时间分配要合理，有步骤、有计划地实行。护理专案改善活动计划可用活动进度表体现，如下表所示。

护理专案改善活动进度表

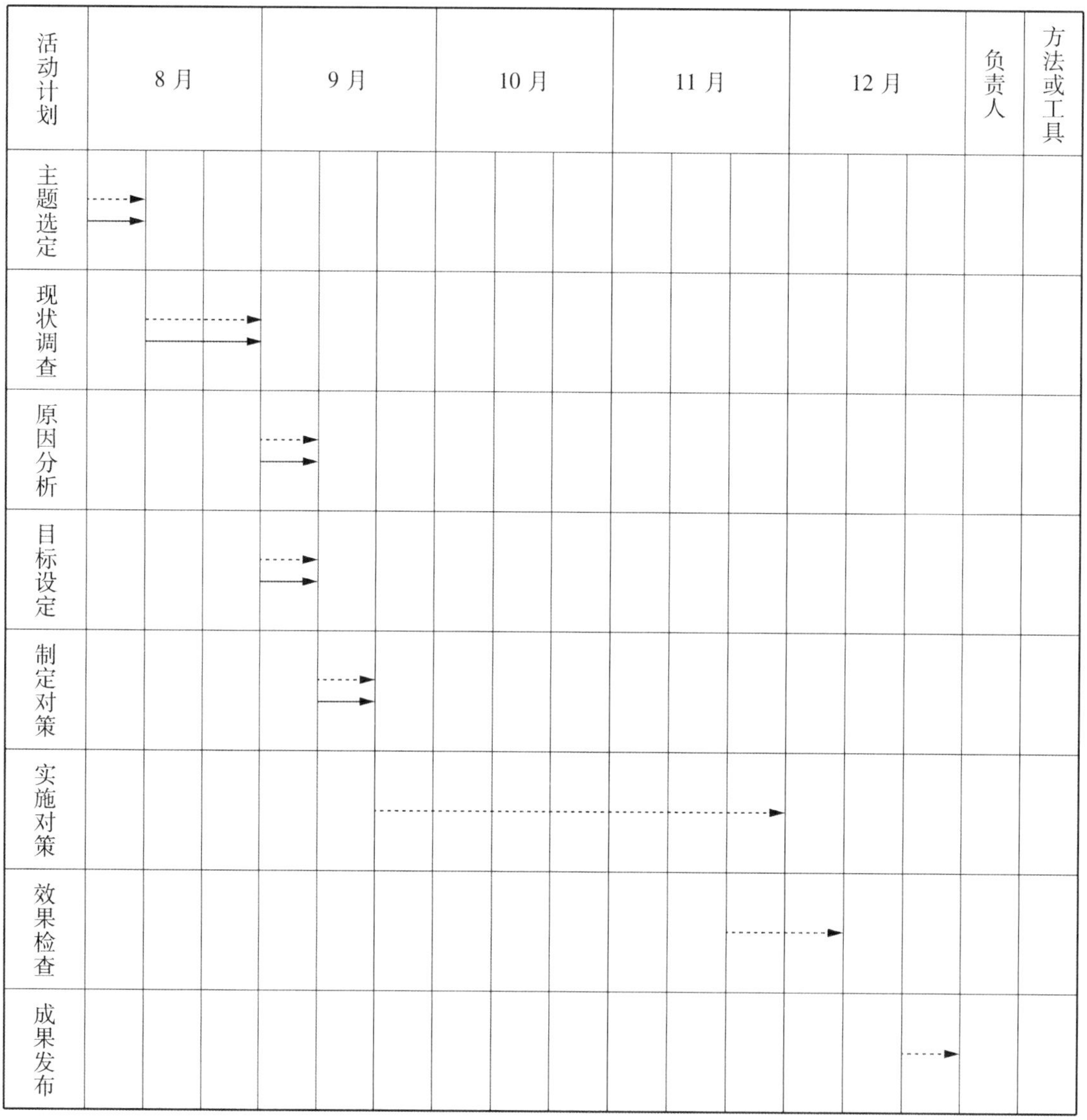


（注：虚线箭头表示预期的时间进度，实线箭头表示实际的时间进度）

③现状调查：确定主题后，小组成员针对主题所做的现状调查，应说明使用什么方法进行现状调查（如现场调查法、问卷调查法等），并把调查结果呈现出来，从现状结果体现出专案改善活动的现实性。

④原因分析：根据现状调查结果分析导致问题发生的原因，并说明哪些是根本原因。

⑤确定专案改善活动的目标：希望通过本次的护理专案改善活动达到一个什么样的目标。

⑥拟定护理对策：对最主要、最根本的原因采取可行的解决方法和措施，这对整个护理专案改善活动工作的顺利开展起着关键性的作用。拟定护理对策时应注意可行性、可操作性，好的、实用的护理对策可以保证整个专案改善活动有条不紊地进行。拟定的护理对

策可以使用对策表或甘特图来表达。

（2）护理专案改善活动开题汇报。

护理专案改善活动开题汇报是开题者就开题报告的内容加以整理、概括，借助幻灯片等以口头的形式向课题评审人进行汇报。评审人通过听取开题汇报判断课题是否成立。开题汇报要做到概括简要、言简意赅，一般以15分钟为宜。其中个人汇报时间为10分钟，专家提问及回答时间为5分钟。汇报时要突出重点，把护理专案改善活动的主要部分表述出来。开题汇报时，幻灯片的制作要注意使用图表穿插表达。图表是一种直观的表达观点的方法，适当穿插图表或类似图表的其他媒介，可以提高开题汇报的质量。

## 二、护理专案改善活动的推进

专案活动管理是指在专案实施过程中，对各阶段的进展程度和专案最终完成的期限所进行的管理。在执行专案的过程中，经常要检查实际进度是否按计划要求进行，若出现偏差，便要及时找出原因，采取必要的补救措施或调整、修改原计划，直至专案完成，其目的是保证专案能在满足时间约束条件的前提下实现其总体目标。

在专案管理中，制订专案活动进度计划，只是为专案进度的科学管理提供了可靠的前提和依据，但并不等于专案进度的管理就不再存在问题。在专案实施过程中，外部环境和条件的变化，往往会造成实际进度与计划进度发生偏差，如不能及时发现这些偏差并加以纠正，专案进度管理目标的实现就会受到一定的影响。所以，必须实行专案进度计划控制。

专案进度计划控制的方法是以专案进度计划为依据，在实施过程中对实施情况不断进行跟踪检查，收集有关实际进度的信息，比较和分析实际进度与计划进度的偏差，找出偏差产生的原因和解决办法，确定调整措施，对原计划进度进行修改后再予以实施。随后继续检查、分析、修正；再检查、分析、修正……直至专案最终完成。

在专案执行和控制过程中，要对专案进度进行跟踪。专案进度其实有两种不同的表示方法，一种是纯粹的时间表示，对照计划中的时间进度来检查是否在规定的时间内完成了计划的任务；另一种是以工作量来表示的，在计划中对整个专案的工作内容预先进行估算，在跟踪实际进度时看实际的工作量完成情况，而不是单纯看时间，即使某些专案活动有拖延，但如果实际完成的工作量不少于计划的工作量，那么也认为是正常的。在专案进度管理中，往往这两种方法是配合使用的，同时跟踪时间进度和工作量进度这两项指标，所以才有了“时间过半、任务过半”的说法。在掌握了实际进度及其与计划进度的偏差情况后，就可以对专案将来的实际完成时间作出预测。

护理部管理者的重视和支持是开展护理专案改善活动的基础，应积极动员全员参与活动，树立正确的活动理念，增强护士参与质量改进的意识，正确理解护理专案改善活动的科学程序和有效方法，保证活动顺利开展。

科护士长和区护士长通常是某个区域的指定管理人员，科护士长和区护士长应担当好专案改善活动辅导员的角色，督促并指导所管辖的科室片区的专案改善活动的开展。科护士长和区护士长应当是一个行为模范，是一个价值观的塑造者，应帮助专案活动小组的成员取得成功并让他们获得成功的自豪感。科护士长和区护士长根据每个专案改善小组的活动计划，尽可能为他们提供必要的时间、场所及所用的工具，不要让活动因为人力或物力不足而半途而废或停滞不前。科护士长和区护士长不必每次都参加专案改善活动，但要与小组成员保持联系，特别是要在会前、会后与专案改善活动小组组长联系，至少偶尔参加他们的会议，以显示对成员们的关心和鼓励，必要时提出意见或建议。如果出现问题或遇到困难，应帮助小组分析原因，进行协调或指导，使活动顺利进行下去。

专案改善活动能否有效开展，专案改善活动小组组长起着至关重要的作用。组长应做好专案改善活动小组的日常管理工作。定期举行会议，会议周期视情况而定，每次1~2小时。组长在会议中应保持平和的心态，让所有成员参与，注意保持小组的凝聚力，协调和带领小组向目标前进。组长还要注意使活动内容与形式多样化，既有共同的学习研讨活动，又有分头的改进，也可以把文体活动和交流活动穿插其中，增加专案改善的趣味性，营造一个宽松愉快的工作环境。最后组长应做好活动记录、资料整理与发表成果报告，并注意活动总结，使改善成果不断巩固，提高活动的有效性。

## 三、护理专案改善活动的成果发表

1. 护理专案改善活动成果的类型

专案改善活动取得的成果，主要分为两类：一类是有形成果，另一类是无形成果。有形成果是指那些可以用物质或价值形式表现出来，通常能直接计算其经济效益的成果，如减少患者的住院费用、减少患者的住院天数等。无形成果是与有形成果相对而言的，通常是难以用物质或价值形式表现出来，无法直接计算其效益的成果。因为护理工作提供的是一种无形的服务，所以护理专案改善活动的成果很多时候都是一些无形成果。专案改善活动取得有形成果时，比较容易引起大家的重视，有形成果多成为整理成果报告、发表交流与奖励的重点。我们往往对无形成果不够重视，但实践证明，很多护理专案改善活动无形成果的取得，虽然不能直接计算其经济效益，但是也发挥着重要的作用。其实很多时候有形成果产生的同时也伴随着无形成果的产生，因此在成果发表时应注意对无形成果的展示。

2. 护理专案改善活动成果发表的作用

护理专案改善活动小组经过成员的共同努力，使课题活动取得了成果，达到了预定的目标，不管该成果是否有直接经济效益，也不分经济效益的大小，都应该给他们提供发表成果的机会。护理专案改善活动的成果，可以在护理单元、各科以及全院等范围发表。组织成果发表需要做大量的工作，比如安排合适的时间、场地，邀请有关专家和领导参加成果发表会等。组织不同层次的护理专案改善活动成果发表，是专案改善活动的一个特色。护理专案改善活动成果发表有重要的作用。

（1）交流经验，相互启发，共同提高。

护理专案改善活动小组在成果发表会上发表自己的成果和活动的经验。通过在成果发表会上专家的讲评、提问，可以很好地启发大家，共同探讨，共同提高。

（2）利于护理对策更加有效地实施。

护理专案改善活动取得成果，证明采取的措施有效。本书第二章已讲述需要把有效的行动标准化，通过成果汇报使标准化的措施普及到相应的部门，使新措施能够更加有效地实施。

（3）提高护士科学总结成果的能力。

专案改善活动小组为了更好地在成果发表会上向领导、专家、同事介绍自己的活动过程以及所取得的成果，全体小组成员就需要认真地回顾活动的全过程，总结活动中的经验与教训，整理好成果报告。成果发表对护士来说是在实践中再学习和培养能力的过程。通过参与整理成果报告，护士科学总结活动成果的能力将得到提高，也会逐渐养成科学思考与行动的习惯。

（4）增加评选优秀专案改善活动小组和优秀成果的透明度。

通过各级的成果发表会，专案改善活动小组取得的成果当众发表，领导、专家、同事一起来了解和评价，再加上专家的正确讲评，可以提高评选优秀专案改善活动小组和优秀成果的透明度。

3. 护理专案改善活动成果报告的整理

护理专案改善活动取得了成果，无论是有形成果还是无形成果，都应该认真总结，整理出成果报告。这样有利于小组成员通过总结活动中的经验教训，提高今后工作的有效性。成果报告的整理，先由活动小组组长召集小组全体成员开会，认真回顾本课题活动全过程，总结分析活动的经验教训。会上确定整理成果报告的分工，如由谁负责收集和整理哪部分的资料、何时交给执笔人，以及下次集体讨论修改成果报告初稿的时间和方式等。小组分工收集和整理小组活动的原始记录和资料包括：小组开展集体活动的会议记录、本课题现状调查的有关数据和调查记录、护理对策、活动前后的对比资料等。成果报告执笔人在掌握上述资料和总结会上大家的意见之后，按照护理专案改善活动的基本程序整理成果报告。

4. 护理专案改善活动成果报告的编写要点

（1）成果报告文字要精练，条理清楚，程序明确。

专案改善活动成果报告文字要精练，逻辑性要强，条理要清晰，程序明确，节奏明快。护理专案改善活动主要的步骤有：提出选题理由、现状调查、目标设定、原因分析、确定主要原因、制定对策、实施对策、检查效果、制定巩固措施及标准化，每一步都富有强烈的节奏感。

（2）尽量使用图表和数据以达到醒目、直观的效果。

如果一个成果的报告密密麻麻都是文字，大家看了都会头昏脑涨，所以应该多使用一些插图和图表，达到图文并茂的效果，这样才会让人觉得醒目，印象深刻。

（3）反复提炼，把最精彩的内容写进报告。

报告中要对整个活动的过程进行反复提炼，把其中最有影响力、最有感染力的情节写进去。

（4）抓住重点，详略得当。

在报告中，哪些是重点？哪些需要详细讲？一般来说需要详细讲的是现状调查、原因分析、主要原因的确定、对策实施、效果检查。简略讲的是小组概况、选题理由、对策表、标准化、目标设定。只要重点突出、详略得当，专案改善成果报告就能写得非常生动。

5. 护理专案改善活动成果发表的组织

护理专案改善活动的成果发表意义重大，因此护理专案改善推进者应认真组织好成果发表会，使其更好地发挥作用。护理专案改善活动成果发表会要组织评委专家对成果进行讲评，评委专家可以是护理管理人员或医院质量管理成员。在成果发表时，也应邀请主管护理的领导参加会议，通过成果发表会了解护理质量管理。成果的发表根据不同的课题、不同的层次选择不同的成果发表方式。成果发表时间一般在 15 分钟以内，并有 5 ~ 10 分钟的提问答疑时间。在每个成果发表、答辩之后，由评委专家对成果进行讲评。讲评中既要充分肯定该成果的优点、小组活动的经验等，又要实事求是地指出成果中的不足和问题，并给出改进的建议。如果条件允许，成果发表会的主持人应在每个活动小组发表成果后，引导或启发听众对该成果提出问题。提出的问题可以是不清楚的、需要进一步深入探讨的或是经验学习的等。发表人应就每一个提问进行简要的回答，这样可以起到相互交流、相互学习和共同提高的作用。

6．护理专案改善活动小组进行成果发表时的注意事项

为了使护理专案改善活动的成果发表取得好的效果，成果发表人应认真选择恰当的发表形式。可以配合图、表或实物等灵活多样的形式进行发表。正式发表前，最好在小组内或护理单元内进行预发表。在成果发表完毕后的答疑中，态度要谦虚，回答问题要简洁明了。提问答疑是一种共同探讨、相互学习的形式。

第四章

# 护理专案改善活动成果的评审与激励

## 第一节 护理专案改善活动的评审

随着护理专案改善活动的不断深入，专案改善成果的评审也显得越来越重要，对评估专案改善活动成果、提高专案改善活动水平具有重要意义。对护理专案改善活动成果的评审，就是通过与评审标准对比，评估专案改善活动达到标准的程度，审核专案改善活动是否完整、正确、真实、有效，从而正确引导专案改善小组不断进步、完善，提高活动水平。

### 一、评审的目的与意义

1. 评审的目的

（1）充分肯定护理专案改善活动所取得的成绩，总结成功经验。

（2）确保护理专案能够持续不断地满足患者以及社会对护理服务、质量的期望和要求。

（3）检查护理专案改善活动的薄弱环节，指出护理专案改善活动所存在的不足与缺陷，总结经验教训。

（4）识别护理专案改善活动改进的需求，不断提高活动水平。

（5）在护理专案改善活动发生调整后，通过评审实现评价护理专案的有效性和适应性。

（6）通过评审以表彰先进、落实奖励。

2. 评审的意义

（1）能够提高护理专案改善活动的水平。只有对护理专案改善活动的活动过程及成果内容进行评审，总结成功的经验，认真负责地指出缺点和不足，并提出改进意见，才能不断提高活动水平。此外，其他的活动小组也能够从中得到启发和帮助，因此也有助于提高小组的活动水平。

（2）有利于调动积极性。科室人员自主组织参加护理专案改善活动，进行质量改进，对提高科室护理质量有重要意义。因此评审时要充分肯定成绩，帮助其总结成功经验，同时诚恳地指出缺点和不足，以帮助其提高活动水平。切不可对其缺点加以指责，更不能流露出鄙视或嫌弃的情感，避免挫伤其积极性，应保护和鼓励活动的积极性。

（3）能够在一定时期内科学、动态地衡量员工的工作状况和效果，将专案改善实施作为日常重点工作之一，并将专案完成情况纳入绩效考核中，通过有效、客观的评审标准，对员工个人能力、工作情况以及对部门的业绩贡献进行评定。

（4）能够使管理者真实了解下级/临床一线的工作情况，充分了解下级/工作人员的工作业绩、态度及能力，在此基础上制定相应的薪酬调整、人事变动等激励手段。

（5）了解临床一线工作人员和科室对改进护理质量的需要。

## 二、评审原则

为了达到评审的目的，评审时要按照以下原则进行。

1. 公开原则

评审过程公开化，专案改善成果发布以及现场评审、成果发布评审均采用公开进行的形式。

2. 客观性原则

提出评审意见要客观并有依据，避免将个人偏见掺杂其中。专案改善活动为什么选择该课题、为什么制定这个目标值、为什么要确定这几条为主要原因、效果是如何取得的，都要有依据，并且力求用数据来表达，所用数据要正确、完整、有效，以体现其科学性并具有说服力。如果没有依据或证据不足，则要作为主要问题予以提出。

3. 反馈性原则

在评审结束后，评审结果须反馈给被评审者。此外，也应听取被评审者对考核结果的意见，并对考核结果存在的问题作出合理解释或及时修正。通过专案改善活动发布方与评审方之间的互动沟通交流，分享活动成果，共同完成对活动成果的鉴定。

4. 时限性原则

专案评审反映的是在专案改善活动期间实施专案改善科室/部门的综合状况，不涉及在专案改善活动开始之前和专案改善活动结束之后科室/部门的情况。

5. 整体性原则

不能够以专案改善活动期间的部分表现代替整体评审结果。

6. 标准化原则

评审必须采用标准、统一的评审工具和方法对专案改善活动进行评审，保证评审过程公正、客观，避免个人主观因素影响评审结果。

7. 护理专案改善活动现场发布与成果发布双轨评审

评审内容既要考虑成果资料的系统性、逻辑性，以及专案改善方法应用的正确性、合理性，还要评估现场活动的真实性和有效性。此外，在上述基础上，还要评估专案改善活动成果发布的水平和效果。

## 三、评审标准

为了科学、公正、合理地进行专案改善活动的评审，需采用定量评审方法，具体内容为：

①现场检查评审：占总分的50%。

②成果发布评审：占总分的50%。

上述两项均按照百分制打分，做加权计算，即：$Y=0.5A+0.5B$。其中，$Y$为成果最终得分，$A$为现场检查评审得分，$B$为成果发布评审得分，各活动小组获奖名次按$Y$值的大小决定。

1. 护理专案改善活动成果的现场检查评审

护理专案改善活动的开展最真实的体现是活动现场，因此对现场的评审是护理专案改善活动成果评审的重要方面。评审项目及内容见表4－1。

**表4－1 护理专案改善活动成果现场检查评审表**

专案名称＿＿＿＿＿＿＿＿＿＿＿＿＿＿＿＿＿＿＿ 部门名称＿＿＿＿＿＿＿＿＿＿

专案负责人＿＿＿＿＿＿＿＿ 评审时间＿＿＿＿＿＿ 评委签字＿＿＿＿＿＿＿＿＿＿

| 序号 | 评审项目 | 评审内容 | 分值 | 得分 |
|---|---|---|---|---|
| 1 | 专案改善活动的组织 | 按照规定进行活动小组登记和课题登记 | 5 | |
| | | 小组成员出勤情况 | 5 | |
| | | 小组成员分担组内工作的情况 | 5 | |
| 2 | 专案改善活动情况与活动记录 | 活动过程按照专案改善活动程序进行 | 5 | |
| | | 各项原始记录妥善保存 | 5 | |
| | | 活动记录完整、真实，反映活动的全过程 | 10 | |
| | | 每一阶段的活动按照计划完成，实施效果好 | 15 | |
| | | 活动记录的内容与发表资料基本一致 | 5 | |
| 3 | 成果的维持、巩固 | 对成果内容进行核实和确认，并已达到目标 | 5 | |
| | | 所取得的效果已经得到科室的认可 | 5 | |
| | | 改进的有效措施已纳入标准操作流程或工作指引 | 10 | |
| | | 现场已按照新的标准进行操作，并把成果巩固在较好的水准上 | 10 | |
| 4 | 专案改善活动教育 | 小组成员对专案改善活动程序的了解情况 | 5 | |
| | | 小组成员对专案改善活动方法、工具的了解情况 | 10 | |
| 评价 | | | 总分 | |

2. 护理专案改善活动成果的发布评审

发布评审的项目及内容见表4－2。

**表4－2 护理专案改善活动成果发布评审表**

专案名称__________部门名称__________

发布人________ 评审时间________评委签字________

| 序号 | 评审项目 | 评审内容 | 分值 | 得分 |
|---|---|---|---|---|
| 1 | 选题 | 所选课题是科室急需解决的问题，或能够与上级方针、目标相结合 | 5 | |
| | | 课题明确，理由充分；数据图表说明活动前的状况，依据充分 | 5 | |
| 2 | 现状调查与目标设定 | 掌握现状，数据充分，且通过分析已明确问题症结所在 | 5 | |
| | | 现状调查工具运用正确、适宜 | 5 | |
| | | 有可量化的目标值，并有依据 | 5 | |
| 3 | 原因分析 | 针对问题分析原因，分析透彻，因果关系明确、清楚 | 5 | |
| | | 能对影响质量问题的原因进行剖析，对“人、机、物、法、环”五因素分类清楚 | 5 | |
| | | 对末端原因进行要因确认，论据充分，有明确的分析数据 | 5 | |
| | | 主要原因从末端原因中确定，并用数据等客观事实证明是主要原因 | 5 | |
| | | 原因分析工具运用正确、合理 | 5 | |
| 4 | 对策与实施 | 针对主要原因，逐条制定对策；措施具体、切实可行，组员力所能及 | 5 | |
| | | 对策按照“5W1H”的原则制定，每条对策在实施后都能检查是否已完成、能确认效果 | 5 | |
| | | 小组成员分工明确，实施有进度，活动形式灵活多样，针对性强，组员各尽所能，遇到困难能努力克服，体现全体组员的集体智慧和团结一致的精神 | 5 | |
| 5 | 效果评价 | 能达到或超过计划阶段所确定的活动目标值 | 5 | |
| | | 活动效果的分析、对比有数据为依据，计算方法正确 | 5 | |
| | | 工具运用正确、合理 | 5 | |
| | | 有对无形成果的评价 | 5 | |
| | | 改进后的有效方法和措施能够进行标准化 | 5 | |
| 6 | 发布 | PPT 制作条理清晰、逻辑性好 | 5 | |
| | | 通俗易懂，以图、表、数据来阐述，避免通篇文字、照本宣读 | 5 | |
| 评价 | | | 总分 | |

# 第二节 护理专案改善活动的激励

激励是指持续地激发人的动机和内在动力，使其心理过程始终保持激奋的状态，鼓励人朝着所期望的目标而采取行动的心理过程。也就是说，激励在本质上就是激发、鼓励和努力调动人的积极性的过程。

当护理专案改善活动小组成员以极大的热情，针对科室所存在的问题，在改进质量、加强管理、提高护理服务水平方面展开活动并取得成果以后，如何使这一奋发向上的热情得以保持，并能够再次选择课题继续进行专案改善活动，同时吸引更多的同事参加，这就必须采取有效的激励手段。

## 一、激励的作用

1. 有利于调动人的积极性和创造性

激励是调动护理人员创造性和积极性，使他们对工作始终保持热情的关键因素。它主要是通过动机的激发，调动被管理者工作的积极性和创造性，自觉自愿地为实现组织目标而努力，其核心作用是调动护理人员的积极性。

激励的过程直接涉及护理人员的个人利益，直接影响到能否调动护理人员的积极性。一般来说，每一位护理人员总是由一种动机或需求而激发自己内在的动力，努力去实现某一目标。当达到某一目标后，他就会自觉或不自觉地衡量自己为达到这个目标所作的努力是否值得。因此，绝大多数人总是把自己努力的过程看作获得某种报酬的过程。如果他的努力得到了相应的报酬，那么，就有利于巩固和强化他的这种努力。因此，激励的目的就是要调动护理人员的积极创造性，并使这种积极创造性保持和发挥下去。

2. 有利于发挥人的能动作用，提高工作效率

激励作为一种管理手段，其最显著的特点就是内在驱动性与自觉自愿性。由于激励起源于人的需要，它的功能就在于以个人利益和需要的满足为基本作用力，是被管理者追求个人需要满足的过程。因此，激励不仅可以提高护理人员对自身工作的认识，还能激发护理人员的工作热情和兴趣，使其对本职工作产生强烈的积极的情感，并以此为动力，用自己全部的精力为达到预定的目标而努力，有利于充分发挥护理人员的能动性，进而提高工作效率。

3. 有利于增强团队凝聚力

科室作为一个整体协调运作，除了用严密的组织结构和严格的规章制度进行规范外，还需运用激励方法，满足护理人员的心理需求，调动护理人员的工作积极性，协调人际关系，进而促进内部各组成部分的协调统一，增强团队的凝聚力和向心力。

## 二、激励的形式

1. 荣誉激励

对取得成果的专案改善小组，尤其是对评选出的优秀小组授予荣誉称号，颁发荣誉证书，给予表彰、宣传。小组的每个成员都会为获得这一荣誉而感到自豪，同时也会为维护这一荣誉而继续努力。

2. 绩效薪金激励

物质激励是最基本的激励手段，物质激励包括工资、奖金和各种福利。护理专案改善活动小组成员付出了努力，取得了成果并为科室创造了效益，应当给予物质激励。

3. 职称晋升

对优秀的专案负责人（专案小组成员）除了予以表彰，在其职称晋升方面也可以予以优先考虑。

4. 感情/情感激励

感情需要是人类最基本的需要，也是影响行为最直接的因素之一。感情支持主要表现为关怀与支持，领导重视、关心和支持，护理专案改善活动能激发护理人员的积极性，从而将专案改善活动办得更加出色。

4. 培训教育激励

教育培训作为一种重要的学习方式，不仅能提高护理人员的知识水平，还能使员工以最大的热情投入工作中，实现护理人员个人的全面发展。对护理人员进行专案改善活动基本知识培训，使其能够组织起专案改善活动小组进行活动；选派专案改善小组骨干到培训班进行系统的培训，通过以上措施将会激发护理人员参加专案改善小组的积极性。

5. 目标激励

目标激励是指通过设置适当的目标来激发人的动机和行为，达到调动人的积极性的目的。在目标激励的过程中，要特别注意以下几点：第一，护理人员个人目标的设置应结合其特点，充分考虑护理人员个人的特长、爱好和发展，将个人目标与组织目标相结合，使组织目标包含较多的个人目标，使个人目标的实现离不开为实现组织目标所付出的努力。第二，目标必须具有明确性、可达性、挑战性和连续性，借以培养护理人员创造价值的成就感。第三，无论是组织目标还是个人目标，一经确定，就应适宜地进行宣传，让全体护理人员深刻认识到自己工作的意义和前途，激发护理人员强烈的事业心和使命感，使护理人员在工作过程中自我激励、相互激励。第四，在目标考核和评价上，要在护理人员自我评价的基础上，定性与定量相结合，客观公正地进行评价，及时进行奖惩，并做到赏罚分明。

# 第三节 护理专案改善活动成果的推广

专案改善活动在医院广泛而深入的开展，不仅为医院有效改善了护理服务质量、工作流程、现场环境，提高了工作效率，控制了医疗成本，还为医院积累了大量的优秀成果。虽然专案改善成果在其形成或成熟的同时，就完成了其应用转化的全过程，但是大量成果的应用与转化只局限于其所在科室或部门一个较小的范围内。对于与专案有着完全相同背景的其他科室或部门，要么也开展相同的小组活动，要么依然面对相同的问题或不知如何改进。这不仅是专案改善活动成果价值的一种损失，更是医院资源的一种浪费，同时也不符合专案改善活动服务于医院、促进医院质量改进的主旨。因此，将专案改善活动成果在医院内部进行推广非常必要。

## 一、成果推广的内涵

专案成果的推广与转化是指有目的地将服务上简便、可行的，技术上先进、成熟的，经济上合算、合理的，具有社会价值和经济价值的专案成果，通过示范、培训、指导、咨询、交流、实施等向其他科室或部门，乃至同行业扩散转移，扩大其应用范围的活动。

## 二、成果推广的组织管理

成果推广的组织管理以统一归口管理为基本原则。医院护理专案改善成果的推广，统一归口护理部管理。护理部可组织成立专案管理委员会，作为医院内部专案改善活动成果推广的管理平台，统筹推广专案改善成果工作。专案管理委员会负责确定推广成果的项目及推广范围，论证成果推行的可行性，审查对策措施的可实施性和有效性，提出推广方案，并负责牵头组织、协调多个部门和科室实施。

## 三、成果推广的基本方法

1. 成果分阶段推广

为了保证专案成果推广达到预期目的，结合护理工作实际，确定专案成果推广周期，对于推广范围在医院2/3以下的科室或部门的项目，可分为两个阶段推广，对于在2/3以上部门推广的项目，可分为三个阶段推广。

（1）标杆完善及推广准备阶段：确定一个科室或部门为重点推广学习标杆，一般是专案成果来源科室。同时完成推广所需要的物质、设备等得制作准备。

（2）区域选点推广实施阶段：选定一个区域或数个科室重点推广。

（3）全面推广实施阶段：整个项目参与部门全方位、多层面的实施推广。推广领导小组负责加强各部门日常交流与研讨，对推广进程、成果、典型事例、出现的问题及原因等进行全方位的反馈、总结、分析，集体讨论，提出修订意见。整理有关研究材料，对推广研究取得的成果进行评估、深化推广。推广领导小组写出研究报告，可聘请专家、上级领导鉴定验收推广研究成果。

2. 可设成果推广应用奖励

可设立成果推广应用奖，主要奖励在推广应用工作中作出创造性贡献的单位和个人，以推动成果的推广应用和转化工作，鼓励和调动推广应用和转化部门和广大护理人员与管理人员的积极性。凡在成果推广、转化、引进、消化、吸收、创新、应用工作中做出突出成绩，取得显著社会效益和经济效益的，均可申报成果推广应用奖。成果推广应用和转化工作的好坏作为部门创新工作的主要考核指标之一。

## 四、成果推广的实施步骤

1. 填写成果推广申请单

在专案改善成果评审结束后，护理部组织专案改善活动成果推广活动。一般由专案改善小组填写成果推广申请单，具体说明要推广的项目、原因、目的、意义、预期效果、建议推广的范围等。

2. 专家对推广的价值论证

由专案管理委员会对成果推广申请进行评价。要依据专案推广应用的社会效益和经济效益，从项目的意义、项目措施的可行性、推广应用方法、组织措施、推广应用覆盖范围、对满足社会需要情况及减低医疗成本的贡献等来综合判定，确定是否予以推广应用。

3. 提出推广方案

凡列入成果推广应用的项目，要填报推广应用进度报表。工作任务应责任到人。

4. 实施推广计划

按计划开展成果推广，并建立推广应用效果的反馈渠道，由各级护理管理部门负责收集成果应用的成效及存在问题，及时向护理部反馈，以便组织专案管理委员会对存在的问题进行分析处理。

5. 评价推广效果

计划完成后填报验收申请书，连同推广应用和转化总结报告等有关材料，经所在部门审查后办理验收和结题手续。

## 五、成果推广计划案例

1. 成果推广计划案例 1

成果名称：胰岛素注射部位轮换记录卡使用。

推广意义：规范护士执行胰岛素注射部位轮换流程、胰岛素注射部位轮换记录，提高胰岛素注射部位正确轮换执行率，减少患者皮下脂肪增生、硬结等不良反应的发生，改善患者结局。

推广范围：全院需皮下注射胰岛素的患者。

推广内容：①胰岛素注射部位轮换记录卡的使用；②轮换时间：每次点轮换，周区域轮换；③注射部位轮换流程、各注射部位的定位方法和轮换口诀。（详细内容见第五章案例二）

推广时间进度：

表4-3 胰岛素注射部位轮换记录卡使用成果推广时间进度表

| 时间 | 工作内容 | 负责部门 | 负责人 |
|---|---|---|---|
| 2015年3月15日—2015年3月31日 | 对糖尿病联络护士进行培训 | 糖尿病专科护理小组 | 黄××<br>周××<br>邹×× |
| | 胰岛素注射部位轮换记录卡印刷 | 护理部 | |
| 2015年4月1日—2015年4月30日 | 领取胰岛素注射部位轮换记录卡 | 各护理单元 | 区护士长<br>糖尿病联络护士 |
| | 病区护士培训 | 各护理单元 | |
| 2015年5月1日—2015年7月31日 | 胰岛素注射部位轮换记录卡使用 | 各护理单元 | 区护士长<br>黄××<br>周××<br>糖尿病联络护士 |
| | 各病区评价指导 | 糖尿病专科护理小组 | |
| 2015年8月1日—2015年8月15日 | 填写验收申请书 | 糖尿病专科护理小组 | 黄××<br>周××<br>何××<br>黄×× |
| | 完成预算结题 | 护理专案管理委员会 | |

2. 成果推广计划案例2

成果名称：规范静脉采血管的采集顺序、抗凝标本的摇匀手法。

推广意义：避免由护士操作导致不合格血液标本，保证临床血液检验的质量，避免结果出现偏差而影响和延误疾病的诊断和治疗，提高患者满意度。

推广范围：全院有静脉采血项目的护理单元。

推广内容：①静脉采血简化的操作流程；②标本采集后摇匀演示视频、避免标本凝血和溶血的方法；③制作采血管顺序图放在护士工作车和工作台上，方便护士进行多管采血，减少采血顺序不正确导致的结果偏差。

推广时间进度：

表4-4 规范静脉采血管的采集顺序、抗凝标本的摇匀手法成果推广时间进度表

| 时间 | 工作内容 | 负责部门 | 负责人 |
|---|---|---|---|
| 2015年4月15日—2015年4月30日 | 分发血液标本摇匀手法演示视频、完善采血顺序图 | 护理技术培训小组<br>专案改善组组长 | 林××<br>余×× |
| 2015年5月1日—2015年5月20日 | 印刷采血顺序图 | 护理部 | 邹×× |
| 2015年5月20日—2015年5月31日 | 采血顺序图发到各科室 | 护理部 | 科护士长 |
| 2015年6月1日—2015年6月30日 | 各护理单元对护士培训 | 护理技术培训小组 | 林×× |
| 2015年7月1日起 | 临床全面实施新方法 | 各护理单元 | 区护士长 |
| 2015年10月1日—2015年10月31日 | 执行情况反馈 | 护理部 | 何×× |

附：

表4－5　暨南大学附属第一医院护理专案改善活动成果推广申报表

填表人　　　　　　　　　填表时间

| | |
|---|---|
| 专案项目名称 | |
| 原专案实施科室 | |
| 原专案实施时间 | |
| 推广意义 | |
| 成果推广内容： | |
| 建议推广的范围 | |
| 科护士长意见 | 签名： |
| 护理专案管理委员会评审鉴定意见 | 签名： |

# 第五章

# 护理专案改善活动案例

## 案例一　提高住院患者对基础护理服务的满意度

基础护理是临床护理最基础、最贴近患者的护理措施，是护士观察病情的重要途径之一，是护患关系的桥梁，是护理服务精神的最直接体现。国家卫生部于2009年5月制定并要求执行新《综合医院分级护理指导原则（试行）》，2010年卫生部创建“优质护理服务示范工程”，2013年11月14日国家卫生和计划生育委员会发布中华人民共和国卫生行业标准《护理分级》，并要求于2014年5月1日开始实施。以上三个文件均要求护理人员根据患者的护理分级，落实相应的基础护理服务项目，新标准《护理分级》中特别提到了要根据Barthel指数评定量表评估患者的自理能力，确定患者需要帮助和照顾的程度，提出个性化的基础护理项目，更好地落实基础护理措施，提高患者的满意度。

### 一、选题理由

（1）本病区是医院的特需病房，患者对基础护理服务要求高，时有听到患者抱怨基础护理服务落实不到位的情况，导致对基础护理服务的满意度不高，容易引起医疗纠纷。

（2）基础护理服务项目落实不到位，不能很好地保证患者安全和护理质量。

（3）近年创优工作开展以来，国家卫生行政部门高度重视基础护理工作的落实，提高住院患者对基础护理服务的满意度势在必行。

### 二、成立专案改善活动小组

小组成员由本病区10名在编护士组成，其中主管护师3人、护师4人。护士长任组长，负责整个小组活动，并推选2名主管护师为秘书，负责记录小组活动的内容。整个活动包括选题、调查分析、目标设定、制定和实施措施、效果评价和发布等几个阶段。小组每月开会1次，对各个阶段的活动进行总结、评价。

### 三、活动进度

专案改善活动从2014年1月启动，到2014年12月底完成，预计为期12个月，专案改善活动计划进度见表5－1：

表 5－1 专案改善活动进度表

| 活动项目 | 第一季度 | | | 第二季度 | | | 第三季度 | | | 第四季度 | | | 主要执行人 |
|---|---|---|---|---|---|---|---|---|---|---|---|---|---|
| | 1 月 | 2 月 | 3 月 | 4 月 | 5 月 | 6 月 | 7 月 | 8 月 | 9 月 | 10 月 | 11 月 | 12 月 | |
| 主题选定 | ⇢ → | ⇢ → | | | | | | | | | | | 张××<br>李×× |
| 回顾性调查收集资料 | | ⇢ → | | | | | | | | | | | 张××<br>余××<br>李×× |
| 目标设定 | | | ⇢ → | | | | | | | | | | 张××<br>李×× |
| 原因分析 | | | | ⇢ → | | | | | | | | | 张××<br>李×× |
| 制定对策 | | | | ⇢ → | ⇢ → | | | | | | | | 张××<br>李×× |
| 实施对策 | | | | ⇢ → | ⇢ → | ⇢ → | ⇢ → | ⇢ → | ⇢ → | → | | | 全体人员 |
| 效果检查 | | | | | | | | | ⇢ → | ⇢ → | ⇢ → | ⇢ → | 余××<br>李×× |
| 巩固措施 | | | | | | | | | | ⇢ → | ⇢ → | ⇢ → | 余××<br>李×× |
| 总结资料 | | | | | | | | | | → | ⇢ → | | 李×× |
| 成果发布 | | | | | | | | | | | | ⇢ → | 张×× |

（注：虚线箭头表示预期的时间进度，实线箭头表示实际的时间进度）

## 四、现状调查

1. 住院患者对基础护理服务的满意度

医院护理质量管理委员会下设的护理服务品质小组每季度针对住院患者对基础护理服务的满意度情况作问卷调查，其方法是护理服务品质小组质控人员每季度随机选择 1 天对各病区 40% 的住院患者进行调查（满分为 10 分）。回顾性分析：本病区 2013 年基础护理服务的满意度调查结果显示第一季度为 9.44 分，第二季度为 7.91 分，由于第二季度开始病区扩充，患者周转快，基础护理落实不够到位，故患者满意度呈下降趋势，导致第三季度患者满意度为 6 分，第四季度患者满意度为 6.5 分，故基础护理服务存在较大的改进空间，见图 5－1：

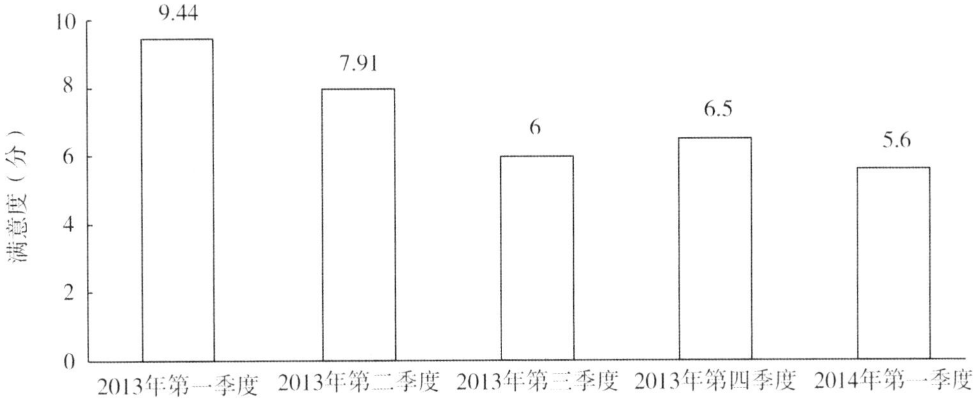


**图 5－1　改善前基础护理服务满意度得分**

2．科内护士对《护理分级》相关知识的问卷调查结果

国家卫生和计划生育委员会发布中华人民共和国卫生行业标准《护理分级》，并要求于 2014 年 5 月 1 日开始实施。为了了解本科室护士对《护理分级》中基础护理相关知识的掌握情况，发放调查问卷 14 份，回收 14 份，回收率 100%。问卷调查结果如下：

**表 5－2　护士对《护理分级》基础护理相关知识的知晓率**

| 项目 | 知晓（$n$） | 不知晓（$n$） | 知晓率（%） |
| --- | --- | --- | --- |
| Barthel 指数评定量表 | 2 | 12 | 14.3 |
| 开立患者护理级别的依据 | 5 | 9 | 35.7 |
| 各护理级别要求的基础护理措施 | 6 | 8 | 42.9 |

## 五、目标设定

目标设定采用标杆学习法，依据“优质护理服务示范工程”文件中要求住院患者的满意度得分为 90 分，由于本病区是特需病房，患者对基础护理服务的要求较高，故把目标值定在 95 分以上。因此设定本专案改善目标为至 2014 年 12 月，住院患者对基础护理服务的满意度得分提高到 95 分以上。

## 六、原因分析

基础护理服务满意度低特性原因分析见图 5－2。

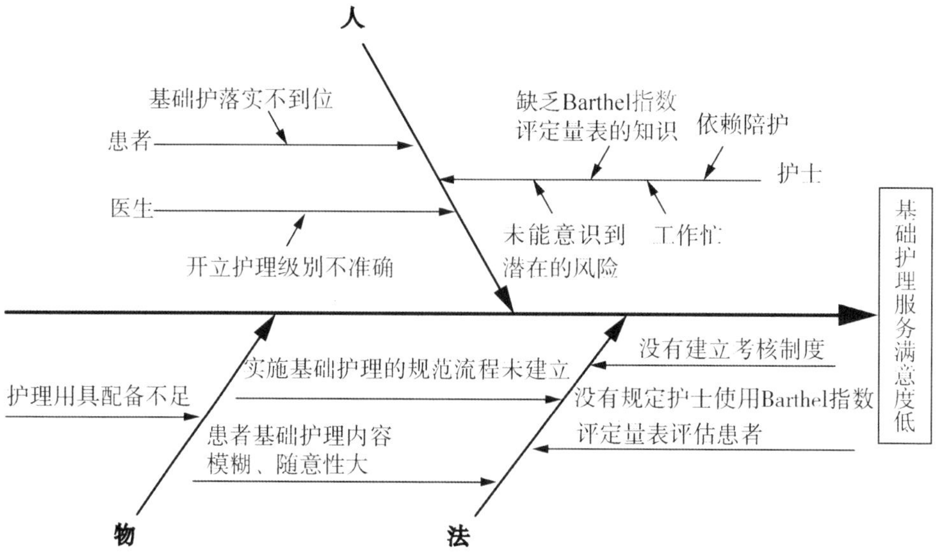


**图5－2　基础护理服务满意度低特性原因分析（鱼骨图）**

## 七、要因论证

针对基础护理服务满意度低的末端原因，进行要因论证，确定主要原因，见表5－3。

**表5－3　专案改善活动要因确认表**

| 序号 | 末端原因 | 要因确认 | 是否为主要原因 |
|---|---|---|---|
| 1 | 护士重视不够，未能意识到潜在的风险 | 护士不关注患者的基础护理，依赖家属陪护 | 否 |
| 2 | 知识缺乏 | 护士对《护理分级》行业标准不知晓 | 是 |
| 3 | 级别护理医嘱不准确 | 医生重患者疾病治疗，轻患者的基础护理需求 | 否 |
| 4 | 患者不知道应该得到什么服务 | 基础护理服务项目未公开 | 否 |
| 5 | 因怕暴露隐私给陌生人而拒绝护士帮助 | 患者个性化的需求 | 否 |
| 6 | 落实住院患者基础护理的流程未建立 | 没有清晰的指引 | 是 |
| 7 | 护士没有参与开立护理分级 | 未启用Barthel指数评定量表，不能准确评估患者的基础护理需求 | 是 |
| 8 | 患者基础护理内容模糊、随意性大 | 基础护理措施缺乏针对性和连续性 | 是 |
| 9 | 没有建立考核制度 | 护士长不重视，考核不到位 | 是 |
| 10 | 工作忙 | 人力资源不足 | 否 |
| 11 | 护理用具配备不足 | 缺乏护理设备 | 否 |

## 八、制定、实施对策

针对确定的主要原因，制作改善活动对策实施表，见表5-4。

**表5-4 专案改善活动对策实施表**

| 序号 | 要因 | 对策 | 目标 | 措施 | 负责人 | 完成时间 |
| --- | --- | --- | --- | --- | --- | --- |
| 1 | 护士对Barthel指数评定量表不知晓 | 对护士进行Barthel指数评定量表相关知识的培训 | 对护士Barthel指数评定量表相关知识培训率达到100% | 1. 小组组长负责组织病区护理人员学习Barthel指数评定量表的使用<br>2. 组织考核，人人过关 | 张××<br>余×× | 2014年4月 |
| 2 | 未规定使用Barthel指数评定量表评估患者 | 使用Barthel指数评定量表对患者进行评估 | 护士采用Barthel指数评定量表对住院患者基本生活活动能力的评估率达到100% | 责任护士采用Barthel指数评定量表对住院患者的基本生活活动能力进行评估。评估时机为入院时及患者病情变化时（好转、恶化、手术） | 张××<br>李×× | 2014年4—7月 |
| 3 | 基础护理措施落实不到位 | 基础护理措施个性化 | 每位患者有个性化基础护理措施，每个措施有护士负责落实 | 1. 责任护士根据患者Barthel指数评定量表评估得分，确定患者自理能力等级及需要护士关注的基础护理内容，开立护嘱（个案护理），明确基础护理内容及频次<br>2. 责任护士对患者实施有针对性的护理，根据患者病情随时更新护嘱单、基础护理内容及时机，落实每项护理措施 | 全体护士 | 2014年7月 |
| 4 | 没有建立考核制度 | 设置科内基础护理执行情况考核内容 | 制定并实施评价方案 | 1. 制定患者基础护理执行情况表，并挂在每一位患者的床头，让患者或家属知晓护士应为其提供的基础护理服务项目，公开基础护理服务项目，将护患沟通最大化<br>2. 责任护士：每日负责分管患者的基础护理。护理组长：每日质控危重、手术后三天、新入院患者的基础护理。护士长：每周抽查护士落实患者基础护理的情况<br>3. 每月总结一次，针对存在的问题，及时查找原因，跟进改正措施 | 张××<br>李××<br>余×× | 2014年7—11月 |

## 九、效果确认

（1）收集培训后护士对《护理分级》的知晓率，发放调查问卷14份，回收14份。问卷调查结果显示，培训后护士对《护理分级》基础护理相关知识的知晓率明显提高，Barthel指数评定量表知晓率100%，开立患者护理级别的依据知晓率100%，各护理级别要求的基础护理项目内容知晓率92.9%，如表5－5所示：

表5－5　培训后护士对《护理分级》基础护理相关知识的知晓率

| 项目 | 知晓（$n$） | 不知晓（$n$） | 知晓率（%） |
|---|---|---|---|
| Barthel指数评定量表 | 14 | 0 | 100 |
| 开立患者护理级别的依据 | 14 | 0 | 100 |
| 各护理级别要求的基础护理项目内容 | 13 | 1 | 92.9 |

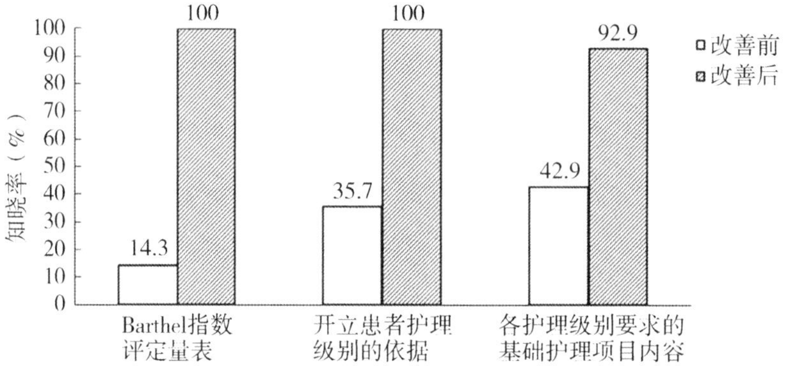


图5－3　改善前后护士基础护理相关知识知晓率

（2）通过实施上述对策，2014年第三季度和第四季度本病区住院患者对基础护理服务的满意度与2013年的同期（改善前）进行比较，有明显提高，见图5－4和图5－5：

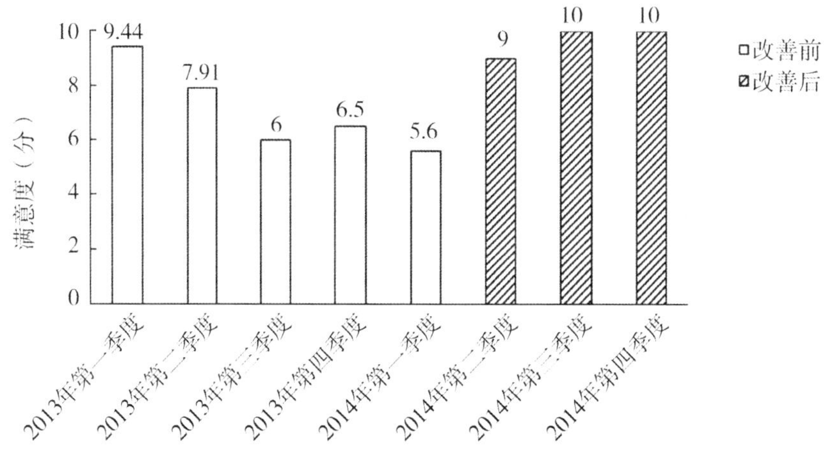


图5－4　2013年与2014年各季度基础护理服务满意度得分

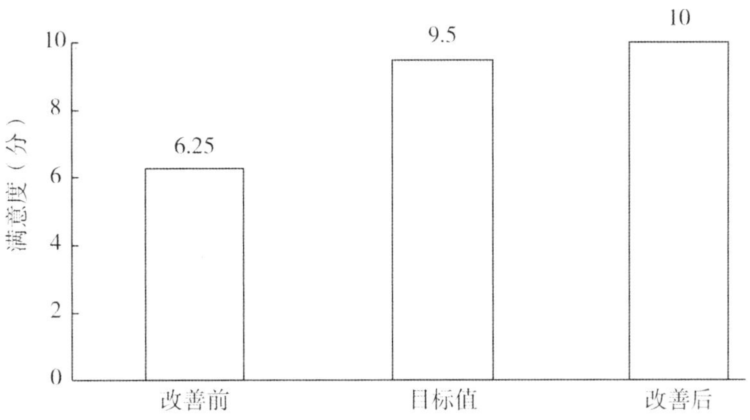


**图 5－5　改善前后住院患者对基础护理服务的满意度对照**

## 十、标准化

通过此专案改善活动，根据本专案改善活动中的有效措施建立了本病区基础护理措施落实方案，主要内容如下：

（1）患者入院时责任护士采用 Barthel 指数评定量表对住院患者的基本生活活动能力进行评估。当患者病情变化（如好转、恶化、手术）时重新评估。

（2）责任护士根据患者 Barthel 指数评定量表评估得分，确定患者自理能力等级及需要护士关注的基础护理内容，开立护嘱（个案护理），明确基础护理内容及频次。

（3）责任护士对患者实施有针对性的护理措施，并根据患者病情随时更新护嘱单中的基础护理内容。

（4）把基础护理执行情况表悬挂在每一位患者的床头，向患者公开基础护理服务项目。

（5）建立考核制度，各层级护理人员各尽其责，保证基础护理措施的落实。

# 案例二　提高护士对糖尿病患者胰岛素注射部位正确轮换执行率

糖尿病是由遗传、环境和生活方式等多种致病因素导致以血糖升高为主要标志的内分泌代谢性疾病。《中国 2 型糖尿病防治指南》（2013 版）中指出：早期联合应用胰岛素治疗是控制高血糖的重要手段。人体适合注射胰岛素部位是腹部、大腿外侧、上臂外侧和臀部外上侧。长期在同一部位注射胰岛素会导致硬结和皮下脂肪增生，影响药物有效的吸收和发挥作用，进而导致血糖波动等不良反应，增加患者的不适感。注射部位轮换是有效的预防方法。注射部位的正确轮换包括同一注射部位内的不同注射点轮换和在不同注射部位之间的轮换。避免在同一个月内重复使用同一注射点。

## 一、选题理由

目前，进行胰岛素注射的患者不断增加，大部分患者需要长期进行胰岛素治疗。如何正确有计划地合理安排胰岛素注射部位的轮换，是护理人员不能忽视的问题。目前在实际临床的护理操作中，我们观察到内分泌代谢科部分护士在执行部位轮换时与《中国糖尿病药物注射技术指南》的管理要求存在一定的差距，不能落实胰岛素注射部位的正确轮换。故成立专案改善活动小组，规范胰岛素注射部位的轮换。

## 二、成立专案改善活动小组

小组成员由内分泌代谢科 17 名在编护士组成，其中主管护师 1 人、护师 11 人、护士 5 人。护士长任组长，负责整个小组活动，并推选 1 名护师为秘书，负责记录小组活动的内容。整个活动包括选题、调查分析、设定目标、制定和实施措施、效果评价和总结等几个阶段。小组每月开会 1 次，对各个阶段的活动进行总结、评价。

## 三、活动进度

专案改善活动从 2014 年 6 月启动，到 2014 年 12 月底完成，预计为期 7 个月，专案改善活动进度见表 5－6。

**表 5－6　专案改善活动进度表**

| 活动项目 | 6 月 | | | | 7 月 | | | | 8 月 | | | | 9 月 | | | | 10 月 | | | | 11 月 | | | | 12 月 | | | | 主要执行人 |
|---|---|---|---|---|---|---|---|---|---|---|---|---|---|---|---|---|---|---|---|---|---|---|---|---|---|---|---|---|---|
| | 1 | 2 | 3 | 4 | 1 | 2 | 3 | 4 | 1 | 2 | 3 | 4 | 1 | 2 | 3 | 4 | 1 | 2 | 3 | 4 | 1 | 2 | 3 | 4 | 1 | 2 | 3 | 4 | |
| 主题选定 | | | | ⇢ → | | | | | | | | | | | | | | | | | | | | | | | | | 黄×× |
| 收集资料 | | | | ⇢ → | ⇢ → | ⇢ → | | | | | | | | | | | | | | | | | | | | | | | 周×× |
| 目标设定 | | | | | ⇢ → | ⇢ → | | | | | | | | | | | | | | | | | | | | | | | 陈××<br>周××<br>黄×× |

（续上表）

| 活动项目 | 6月 | | | | 7月 | | | | 8月 | | | | 9月 | | | | 10月 | | | | 11月 | | | | 12月 | | | | 主要执行人 |
|---|---|---|---|---|---|---|---|---|---|---|---|---|---|---|---|---|---|---|---|---|---|---|---|---|---|---|---|---|---|
| | 1 | 2 | 3 | 4 | 1 | 2 | 3 | 4 | 1 | 2 | 3 | 4 | 1 | 2 | 3 | 4 | 1 | 2 | 3 | 4 | 1 | 2 | 3 | 4 | 1 | 2 | 3 | 4 | |
| 原因分析 | | | | | | | | | | | | | | | | | | | | | | | | | | | | | 周××<br>黄××<br>陈×× |
| 制定对策 | | | | | | | | | | | | | | | | | | | | | | | | | | | | | 周××<br>陈×× |
| 实施对策 | | | | | | | | | | | | | | | | | | | | | | | | | | | | | 全体成员 |
| 效果检查 | | | | | | | | | | | | | | | | | | | | | | | | | | | | | 余×× |
| 巩固措施 | | | | | | | | | | | | | | | | | | | | | | | | | | | | | 查××<br>郑×× |
| 总结资料 | | | | | | | | | | | | | | | | | | | | | | | | | | | | | 周××<br>查×× |
| 成果发布 | | | | | | | | | | | | | | | | | | | | | | | | | | | | | 周×× |

（注：虚线箭头表示预期的时间进度，实线箭头表示实际的时间进度）

## 四、现状调查

收集资料：2014 年 6 月中下旬对本科室护士胰岛素注射部位轮换的现状进行调查，包括护士对胰岛素注射部位轮换知识知晓率的调查和护士对胰岛素注射部位轮换执行情况的调查。

（1）护士对胰岛素注射部位轮换知识知晓率：采用自制调查表，对本科室护士进行问卷调查，以了解本科室护士对糖尿病患者胰岛素注射部位正确轮换相关知识的掌握程度。共发放 17 份，回收 17 份，回收率达 100%。回收问卷的结果显示，关于胰岛素注射部位的选择、轮换部位的原则等知识，17 名护士的知晓率为 100%，说明护士对胰岛素注射部位轮换的相关知识掌握较好。

（2）护士对胰岛素注射部位轮换的执行情况：从 6 月中旬开始，针对本科室护士胰岛素注射部位轮换是否正确执行的情况进行为期 2 周的调查。正确执行标准是：同一注射部位内的不同注射点轮换和不同注射部位之间的轮换。调查结果显示，护士对胰岛素注射部位正确轮换的执行情况不理想，具体见表 5－7。

**表 5－7　护士对胰岛素注射部位正确轮换的执行情况**

| 时间 | 注射人数（$n$） | 注射次数（$n$） | 正确执行次数（$n$） | 正确执行率（%） |
|---|---|---|---|---|
| 第一天 | 12 | 26 | 12 | 46.2 |
| 第二天 | 10 | 23 | 13 | 56.5 |
| 第三天 | 7 | 17 | 7 | 41.2 |
| 第四天 | 7 | 18 | 8 | 44.4 |

（续上表）

| 时间 | 注射人数（n） | 注射次数（n） | 正确执行次数（n） | 正确执行率（%） |
|---|---|---|---|---|
| 第五天 | 12 | 35 | 16 | 45.7 |
| 第六天 | 10 | 24 | 12 | 50 |
| 第七天 | 8 | 22 | 11 | 50 |
| 第八天 | 9 | 26 | 11 | 42.3 |
| 第九天 | 10 | 25 | 12 | 48 |
| 第十天 | 8 | 17 | 7 | 41.2 |
| 第十一天 | 9 | 18 | 8 | 44.4 |
| 第十二天 | 11 | 21 | 13 | 61.9 |
| 第十三天 | 8 | 20 | 10 | 50 |
| 第十四天 | 12 | 22 | 10 | 45.5 |
| 合计 | 133 | 314 | 150 | 47.8 |

## 五、目标设定

采用问题点解释法：胰岛素注射部位的正确轮换中，护士起主要决定作用。根据小组改善能力，此项专案改善的目标可以达到100%。但考虑到一些患者自身因素，将改善目标设定为到2014年12月，护士对胰岛素注射部位正确轮换执行率达到98%。

## 六、原因分析

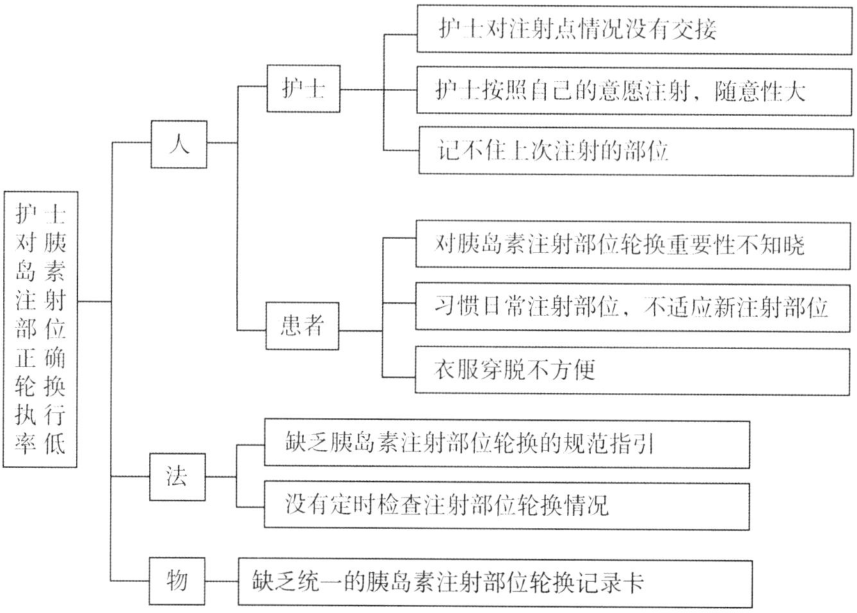


图5－6　护士对胰岛素注射部位正确轮换执行率低的原因分析（树图）

## 七、要因论证

表 5 – 8 专案改善活动要因确认表

| 序号 | 末端原因 | 要因确认 | 是否为主要原因 |
|---|---|---|---|
| 1 | 护士对注射点情况没有交接 | 没有要求对注射部位作为交接班的内容 | 是 |
| 2 | 记不住上次注射的部位 | 没有统一的注射部位轮换记录卡 | 是 |
| 3 | 护士按照自已的意愿注射，随意性大 | 没有建立注射部位轮换规则 | 是 |
| 4 | 患者对注射部位轮换重要性不知晓 | 护士未告知患者相关知识 | 是 |
| 5 | 患者习惯日常注射部位，不适应新注射部位 | 行为习惯需要时间改变 | 否 |
| 6 | 衣服穿脱不方便 | 普通病服设计不方便暴露注射部位 | 否 |
| 7 | 缺乏规范指引 | 科室未建立规范的注射部位轮换流程 | 是 |
| 8 | 缺乏定时检查 | 科室未制定注射部位轮换检查制度 | 是 |

## 八、制定、实施对策

根据护士对胰岛素注射部位轮换正确执行低的要因，制定和实施对策，见表 5 – 9。

表 5 – 9 专案改善活动对策实施表

| 序号 | 要因 | 对策 | 目标 | 措施 | 负责人 | 完成时间 |
|---|---|---|---|---|---|---|
| 1 | 注射部位没有交接班，没有注射部位的记录 | 设计胰岛素注射部位轮换记录卡 | 建成规范的胰岛素注射部位轮换记录卡 | 1. 设计直观清晰的胰岛素注射部位轮换记录卡<br>2. 交临床护士试用修改 | 周 × × | 2014 年 7 月 |
| 2 | 没有胰岛素注射部位轮换的标准操作流程 | 制定胰岛素注射部位轮换的标准操作规则 | 护士按照轮换的操作流程进行操作 | 1. 制定胰岛素注射部位轮换的标准操作规则<br>2. 培训护士，人人掌握 | 周 × × | 2014 年 7 月 |
| 3 | 患者对胰岛素注射部位轮换的重要性认识不足 | 对患者进行相关知识培训 | 患者重视，配合，依从性高 | 1. 责任护士对患者进行注射部位轮换知识培训，教会患者对注射前后皮肤进行观察<br>2. 科内每周组织糖尿病健康知识小讲座，通过小讲座增加患者知识 | 余 × × | 2014 年 7 月 |

（续上表）

| 序号 | 要因 | 对策 | 目标 | 措施 | 负责人 | 完成时间 |
|---|---|---|---|---|---|---|
| 4 | 未建立检查制度 | 检查护士对注射部位轮换落实的情况 | 建立检查制度 | 1. 每周由组长抽查注射部位轮换落实的情况<br>2. 把注射卡放在患者床头，与患者共同参与<br>3. 每月进行总结、讨论和业务学习，督导保证部位轮换正确的落实 | 陈××<br>查×× | 2014年7月 |

## 九、效果确认

通过上述对策的实施，于2014年12月底收集资料，统计2014年6—12月护士对住院糖尿病患者胰岛素注射部位正确轮换的执行情况。

1. 有形效果

（1）专案改善后胰岛素注射部位正确轮换的执行情况：经过专案改善，到2014年12月，护士对糖尿病患者胰岛素注射部位正确轮换执行率达到100%（见表5－10）。

**表5－10 专案改善前后护士对胰岛素注射部位正确轮换的执行情况比较**

| 项目（月份） | 注射人数（$n$） | 注射次数（$n$） | 正确执行次数（$n$） | 正确执行率（%） |
|---|---|---|---|---|
| 改善前（6月） | 19 | 314 | 150 | 47.8 |
| 改善后（12月） | 51 | 906 | 906 | 100 |

（2）设计了规范可行的胰岛素注射部位轮换记录卡（见图5－7）。

暨南大学附属第一医院

广州华侨医院

## 胰岛素注射部位轮换记录卡

姓名：________性别：______年龄：______科别：______床号：______入院时间：______

外 ———→ 内 ←——— 外

| 部位 | 左上臂 | | | | | | |
|---|---|---|---|---|---|---|---|
| 星期 | 周一 | 周二 | 周三 | 周四 | 周五 | 周六 | 周日 |
| 日期 | | | | | | | |
| 早 | | | | | | | |
| 中 | | | | | | | |
| 晚 | | | | | | | |

| 部位 | 右上臂 | | | | | | |
|---|---|---|---|---|---|---|---|
| 星期 | 周一 | 周二 | 周三 | 周四 | 周五 | 周六 | 周日 |
| 日期 | | | | | | | |
| 早 | | | | | | | |
| 中 | | | | | | | |
| 晚 | | | | | | | |

| 部位 | 左腹部 | | | | | | |
|---|---|---|---|---|---|---|---|
| 星期 | 周一 | 周二 | 周三 | 周四 | 周五 | 周六 | 周日 |
| 日期 | | | | | | | |
| | | | | | | | |
| | | | | | | | |
| | | | | | | | |

| 部位 | 右腹部 | | | | | | |
|---|---|---|---|---|---|---|---|
| 星期 | 周一 | 周二 | 周三 | 周四 | 周五 | 周六 | 周日 |
| 日期 | | | | | | | |
| | | | | | | | |
| | | | | | | | |
| | | | | | | | |

| 部位 | 左臀部 | | | | | | |
|---|---|---|---|---|---|---|---|
| 星期 | 周一 | 周二 | 周三 | 周四 | 周五 | 周六 | 周日 |
| 日期 | | | | | | | |
| | | | | | | | |
| | | | | | | | |
| | | | | | | | |

| 部位 | 右臀部 | | | | | | |
|---|---|---|---|---|---|---|---|
| 星期 | 周一 | 周二 | 周三 | 周四 | 周五 | 周六 | 周日 |
| 日期 | | | | | | | |
| | | | | | | | |
| | | | | | | | |
| | | | | | | | |

| 部位 | 左大腿 | | | | | | |
|---|---|---|---|---|---|---|---|
| 星期 | 周一 | 周二 | 周三 | 周四 | 周五 | 周六 | 周日 |
| 日期 | | | | | | | |
| | | | | | | | |
| | | | | | | | |
| | | | | | | | |

| 部位 | 右大腿 | | | | | | |
|---|---|---|---|---|---|---|---|
| 星期 | 周一 | 周二 | 周三 | 周四 | 周五 | 周六 | 周日 |
| 日期 | | | | | | | |
| | | | | | | | |
| | | | | | | | |
| | | | | | | | |

**图 5－7　胰岛素注射部位轮换记录卡**

（3）建立了胰岛素注射部位轮换规则。

责任护士接到需注射患者胰岛素的患者后，首先为患者启用胰岛素注射部位轮换记录卡。注射部位从左上臂开始，依次是右上臂—左腹部—右腹部—左臀部—右臀部—左大腿—右大腿。简单归纳为：先左侧后右侧，从外到内，由上到下，每次点轮换，每周区域轮换，患者参与，预防硬结。

2. 无形效果

通过本次专案改善，激发了护理人员的思考能力，发挥了潜能，增强了团队精神和沟通协调能力，提高了护士护理专业知识，增强了自信心和责任荣誉感。

## 十、标准化

（1）设计的胰岛素注射部位轮换记录卡和建立的胰岛素注射部位轮换规则在科内常规使用于患者的胰岛素注射流程中。

（2）向护理部申请将胰岛素注射部位轮换记录卡和胰岛素注射部位轮换规则进行全院推广。

# 案例三 降低采集静脉血液标本不合格发生率

血液检验结果是临床诊断疾病、判断疾病严重程度、制订治疗方案的主要依据，而血液标本质量则是确保检验报告数据可靠的基础，血液标本检验报告是否准确，与采集静脉血液标本是否符合要求密切相关。临床上常有不合格的血液标本，心内科在 2013 年 9 月至 11 月与护士操作有关的不合格静脉血液标本有 27 件，其中个别影响了结果的观察，存在医疗隐患。因此心内科对发生的 27 件不合格的静脉血液标本进行了分析和专案改善，获得良好的效果。

## 一、选题理由

2013 年 9 月至 11 月心内科不合格的静脉血液标本有 17 件，加上科内发现未送出需要重抽的不合格静脉血液标本有 10 件，共 27 件。从医院检验部门得知 2013 年 9 月至 11 月全院不合格的静脉血液标本共 233 件，说明全院静脉血液采集不合格的发生存在普遍性。每一件不合格的血液标本都有可能导致检验无法进行或结果出现偏差，影响和延误疾病的诊断与治疗，影响医疗质量，增加病人的痛苦，延长住院时间，增加病人的经济负担，引起医患纠纷。鉴于以上原因，心内科决定进行此项专案改善，找出可行的改进措施，供全院借鉴，提高静脉血液采集的质量。

## 二、成立专案改善活动小组

小组成员由心内科 9 名在编护士组成，其中主管护师 3 人，护师 6 人。护士长担任组长，负责整个小组活动的安排；1 名护师为秘书，负责记录小组活动的内容。整个活动包括选题、成立活动小组、计划进度、现状调查、目标设定、原因分析、实施对策、效果评价、标准化和推广。小组设立不合格标本登记本，每月对各个阶段的活动进行总结、评价。

## 三、活动进度

专案改善活动从 2014 年 7 月启动，到 2014 年 12 月底完成，预计为期 6 个月，专案改善活动进度见表 5－11。

**表 5－11 专案改善活动进度表**

| 活动项目 | 7 月 | 8 月 | 9 月 | 10 月 | 11 月 | 12 月 | 主要执行人 |
|---|---|---|---|---|---|---|---|
| 主题选定 | → | | | | | | 全体组员 |
| 制定进度 | → | | | | | | 全体组员 |
| 现状调查 | → | → | | | | | 余×× |
| 目标设定 | | | → | | | | 全体组员 |
| 原因分析 | | → | → | | | | 全体组员 |

（续上表）

| 活动项目 | 7月 | 8月 | 9月 | 10月 | 11月 | 12月 | 主要执行人 |
| --- | --- | --- | --- | --- | --- | --- | --- |
| 确定要因 | | | | | | | 全体组员 |
| 实施对策 | | | | | | | 全体组员 |
| 确认效果 | | | | | | | 余××<br>韩×× |
| 标准化 | | | | | | | 余×× |
| 总结 | | | | | | | 余×× |

（注：虚线箭头表示预期的时间进度，实线箭头表示实际的时间进度）

## 四、现状调查

1. 收集资料

通过收集心内科2013年9月至11月检验部门数据及与护士操作有关的不合格静脉血液标本记录数据，进行回顾性分析、调查，了解不合格血液标本的情况。不合格静脉血液标本检验项目见表5-12，血液标本不合格的分类见表5-13，不合格血液标本的柏拉图分析见图5-8。

**表5-12 不合格静脉血液标本检验项目**

| 检验项目 | 标本总量（n） | 不合格标本数（n） | 发生率（%） |
| --- | --- | --- | --- |
| 血常规 | 1 386 | 5 | 0.36 |
| 凝血四项 | 578 | 6 | 1.04 |
| 血沉 | 8 | 3 | 37.5 |
| 血生化 | 885 | 7 | 0.79 |
| 高血压三项 | 145 | 6 | 4.14 |
| 合计 | 3 002 | 27 | 0.90 |

**表5-13 血液标本不合格的分类**

| 不合格分类 | 不合格数（n） | 百分率（%） | 构成比（%） | 累积百分比（%） |
| --- | --- | --- | --- | --- |
| 凝血 | 9 | 0.3 | 33.71 | 33.71 |
| 溶血 | 6 | 0.2 | 22.47 | 56.18 |
| 血量不准确 | 5 | 0.17 | 19.10 | 75.28 |
| 采血管错误 | 3 | 0.1 | 11.24 | 86.52 |
| 采血管过期 | 1 | 0.03 | 3.37 | 89.89 |
| 标本丢失 | 1 | 0.03 | 3.37 | 93.26 |
| 空管 | 1 | 0.03 | 3.37 | 96.63 |
| 在输液侧采血 | 1 | 0.03 | 3.37 | 100 |

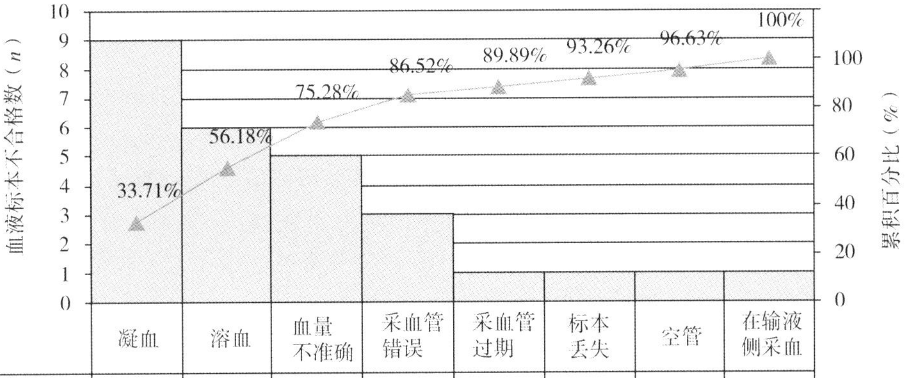


| | 凝血 | 溶血 | 血量不准确 | 采血管错误 | 采血管过期 | 标本丢失 | 空管 | 在输液侧采血 |
|---|---|---|---|---|---|---|---|---|
| 例数（n） | 9 | 6 | 5 | 3 | 1 | 1 | 1 | 1 |
| 百分比 | 0.3% | 0.2% | 0.17% | 0.1% | 0.03% | 0.03% | 0.03% | 0.03% |
| 累计百分比 | 33.71% | 56.18% | 75.28% | 86.52% | 89.89% | 93.26% | 96.63% | 100% |

**图 5－8　心内科采集血液标本不合格的柏拉图分析**

2. 对心内科护士进行静脉采血相关知识调查

对心内科护士进行静脉采血相关知识调查，了解护士对静脉采血理论和技能操作的掌握情况。发放调查问卷 36 份，回收 35 份，回收率达 97.2%。据调查，护士对静脉采血理论和技能操作知晓合格率见表 5－14。

**表 5－14　护士对静脉采血理论和技能操作知晓合格率**

| 内容 | 知晓（n） | 不知晓（n） | 知晓合格率（%） |
|---|---|---|---|
| 采血禁食时间 | 23 | 12 | 65.7 |
| 输液患者采血注意事项 | 35 | 0 | 100 |
| 采血管选择 | 30 | 5 | 85.7 |
| 患者血管选择 | 21 | 14 | 60 |
| 抗凝血标本 | 35 | 0 | 100 |
| 扎止血带时间要求 | 22 | 13 | 62.9 |
| 采血顺序 | 0 | 35 | 0 |
| 血液注入采血管方法 | 25 | 10 | 71.4 |
| 采血量的要求 | 33 | 2 | 94.3 |
| 抗凝血标本摇匀手法 | 30 | 5 | 85.7 |
| 抗凝血标本摇匀次数 | 0 | 35 | 0 |
| 血沉标本摇匀要求 | 0 | 35 | 0 |
| 防止标本溶血的方法 | 10 | 25 | 28.6 |
| 血标本存放和送检要求 | 25 | 10 | 71.4 |

## 五、目标设定

根据现状调查结果，不合格血液标本现状值为 0.9%。本专案改善考虑患者的因素，小组能力为 85%，根据图 5－8 柏拉图分析法的"二八定律"改善重点定为 86.52%，改善幅度＝改善重点×预计改善能力＝86.52%×85%≈74%，目标值＝现状值×（1－改善幅度）＝0.9%×（1－74%）≈0.23%，因此我们目标设定为到 2014 年 12 月，采集静脉血液标本不合格发生率低于 0.23%。

## 六、原因分析

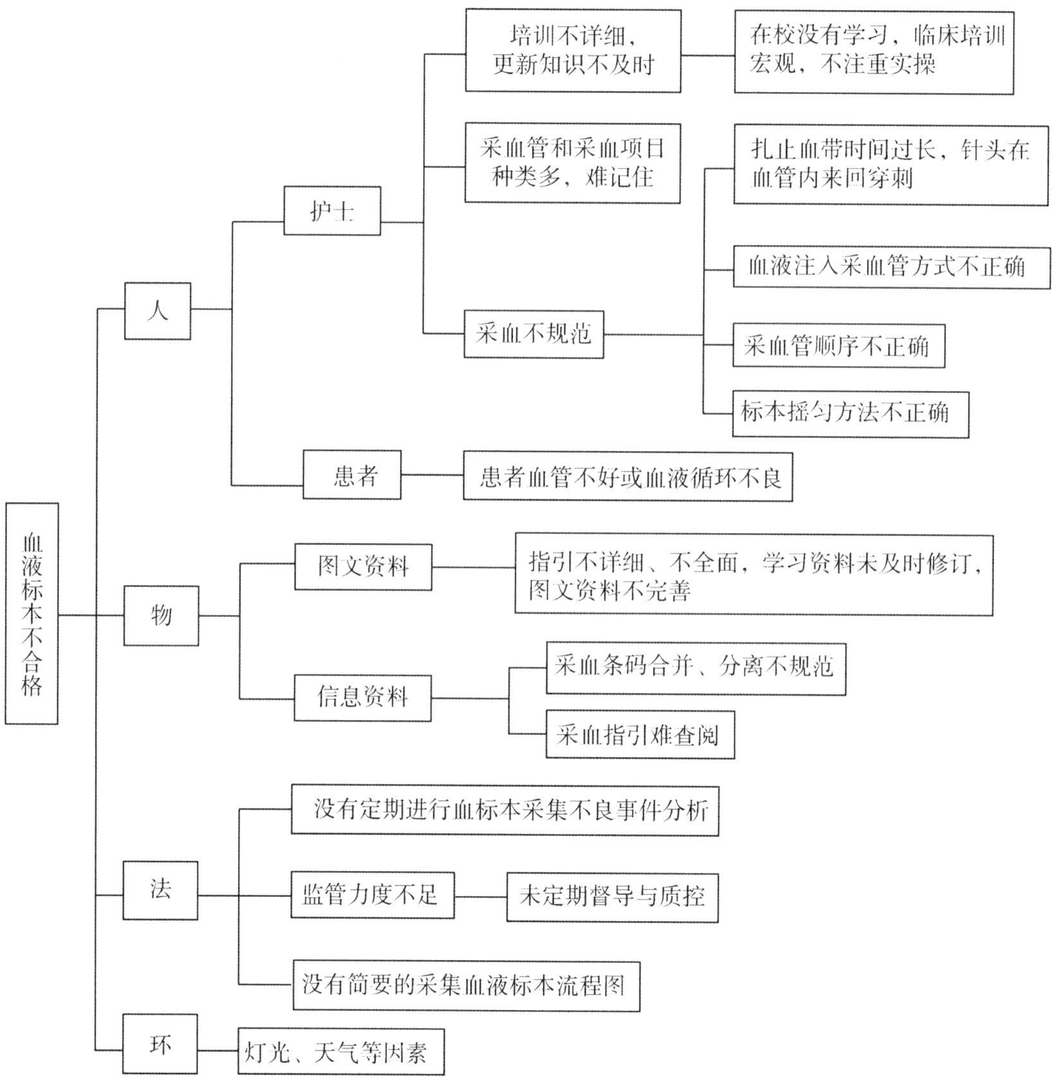


图 5－9 采集血液标本不合格的原因分析（树图）

## 七、要因论证

针对采集血液标本不合格的末端原因，进行要因论证，确定主要原因，见表5－15。

**表5－15 专案改善活动要因确认表**

| 序号 | 末端原因 | 要因确认 | 是否为主要原因 |
|---|---|---|---|
| 1 | 采血时间过长，扎止血带时间过长 | 患者血管条件不好，四肢血运差，护士穿刺不熟练 | 否 |
| 2 | 血液注入采血管不规范，标本摇匀方法、次数不正确 | 流程指引不完善，带教不规范，没有正规演示，更新知识不及时 | 是 |
| 3 | 采血管顺序不正确 | 没有采血管排序指引，没有图表，靠记忆 | 是 |
| 4 | 血量不符合要求 | 采血管血量标识不利操作，条码易覆盖标志，真空采血管使用不准确 | 否 |
| 5 | 指引资料不够详细 | 学习资料没有血沉标本的特殊要求指引等 | 是 |
| 6 | 没有定期督导质控 | 没有定期进行不良事件分析，没有固定的培训和督导人员 | 是 |
| 7 | 护士知识更新不及时 | 护士自身不重视学习，《临床护理技术规范（基础篇）》书中内容多 | 否 |
| 8 | 缺乏系统培训 | 培训前没有调查，培训不到位，培训后不考核，培训与实操脱节 | 是 |

## 八、制定、实施对策

针对分析的主要原因制定了对策和具体措施，见表5－16。

**表5－16 专案改善活动对策实施表**

| 序号 | 要因 | 对策 | 措施 | 完成时间 | 负责人 |
|---|---|---|---|---|---|
| 1 | 缺乏系统培训 | 全体护士培训 | 培训血液标本采集的专职培训护士，全员规范培训，新人培训形成常规，理论和实操结合培训 | 2014年9月 | 余×× |
| 2 | 标本摇匀方法、次数不正确 | 理论学习、实操练习、演示视频 | 学习《临床护理技术规范（基础篇）》第二版，制定简易操作流程，进行正规操作示范 | 2014年9月 | 余×× |
| 3 | 操作不熟练 | 新入职护士培训 | 进行理论和操作考核，避免理论与实操脱节，要求操作达到80分以上 | 2014年10—12月 | 邱××<br>冼×× |
| 4 | 采血顺序不正确 | 制作顺序图 | 采血管选择顺序图放在工作车上，方便护士查阅和学习 | 2014年11—12月 | 余×× |

（续上表）

| 序号 | 要因 | 对策 | 措施 | 完成时间 | 负责人 |
|---|---|---|---|---|---|
| 5 | 采血量不符合要求 | 规范贴条码 | 护士贴条码时，条码不能覆盖采血管血量标志 | 2014 年 10—11 月 | 李 × × |
| 6 | 缺乏监督 | 每月质控 | 组长、护长每月对护士操作进行督导，列入质控、持续改进工作 | 2014 年 10—12 月 | 组长 |

（1）护士培训。

①理论培训：根据问卷、临床存在的问题制定培训内容。

②操作技能培训：操作示范、标本摇匀演示视频观看。

③理论和操作考核达 80 分作为新人入职准入标准。

（2）流程再造，简化流程。制定适合本科的操作流程指引，制作采血管排序指引图表，使护士能清晰准确地根据不同检验项目选择采血管。

（3）组长每月督导，列入质控、不良事件分析，进行持续工作改进。

（4）制作采血管的选择顺序指引。

采血顺序先从微生物学标本开始采集，依次为无添加剂标本到含抗凝剂标本，最后是含促凝剂标本（见图 5－10），其中微生物学标本包括厌氧瓶和需氧瓶标本，无添加剂标本适用血清标本检查，含抗凝剂标本适用范围为血清、全血、血浆、凝血、血沉、血小板和血液学检查，含促凝剂标本适用范围为免疫和生化项目。根据本院情况，微生物学标本为紫头瓶子和蓝头瓶子，无添加剂标本为红头管，含抗凝剂标本为浅蓝头管、黑头管、绿头管、紫头管，含促凝剂标本为黄头管、粉红头管（见表 5－17）。

**表 5－17　采血管选择顺序指引**

| 微生物学标本 | | 无添加剂标本 | 含抗凝剂标本 | | | | 含促凝剂标本 | |
|---|---|---|---|---|---|---|---|---|
| 厌氧 | 需氧 | | | | | | | |
| 紫头瓶子 | 蓝头瓶子 | 红头管 | 浅蓝头管 | 黑头管 | 绿头管 | 紫头管 | 黄头管 | 粉红头管 |
| | | ① | ② | ③ | ④ | ⑤ | ⑥ | ⑦ |

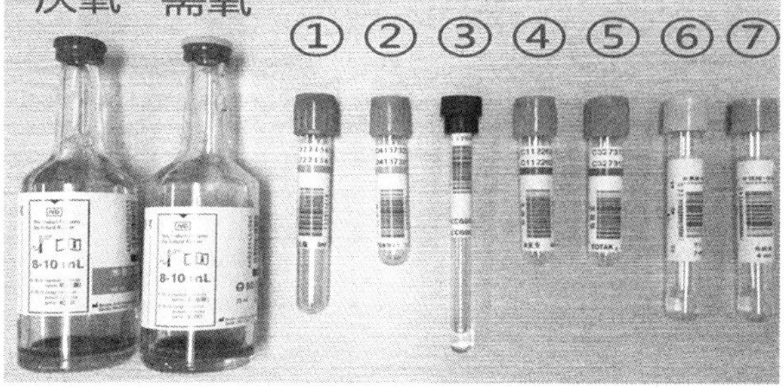


**图 5－10　采血管选择顺序图**

（5）根据采血管的情况，编写与制作了标本摇匀的文字指引和手法摇匀演示视频，抗凝标本摇匀手法为立即将采血管上下摇匀8次，血沉标本摇匀每次需要停留3~4秒，其他抗凝标本每次摇匀停留1~2秒。

## 九、效果确认

通过对策的实施，统计2014年10—12月不合格静脉血标本发生率和对护士静脉采血理论与技能操作知识知晓的合格率。

（1）标本合格情况：专案改善后心内科不合格静脉血液标本发生率明显下降（见表5-18），从改善前0.90%下降到0.20%，达到了目标值（见图5-11）。

**表5-18　2014年10—12月不合格静脉血液标本情况**

| 检验项目 | 标本总量（n） | 不合格标本数（n） | 发生率（%） |
|---|---|---|---|
| 血常规 | 1 726 | 3 | 0.17 |
| 凝血四项 | 717 | 1 | 0.14 |
| 血沉 | 8 | 0 | 0 |
| 血生化 | 896 | 2 | 0.22 |
| 高血压三项 | 155 | 1 | 0.65 |
| 合计 | 3 502 | 7 | 0.20 |

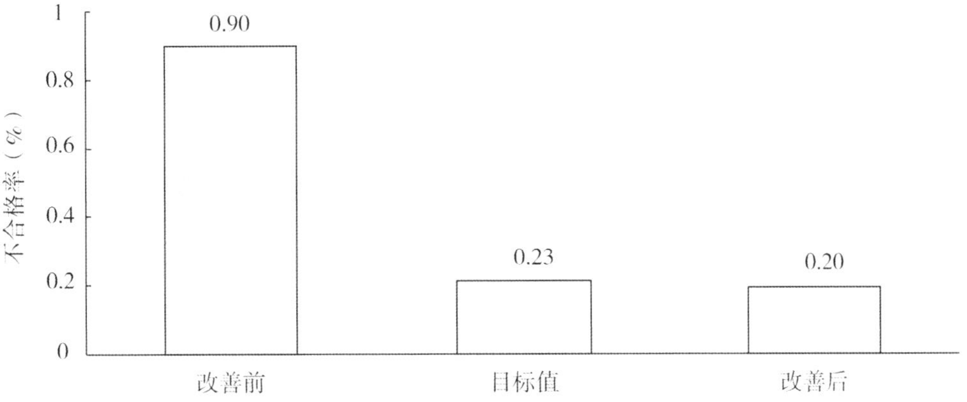


**图5-11　实施对策前后静脉血液标本不合格率比较**

（2）对护士静脉采血理论和技能操作知识知晓率问卷调查，共发放问卷30份，回收问卷30份，回收率达100%。从调查结果看出，护士对静脉采血理论和技能操作知识的知晓率明显升高，见表5-19；并对改善前后5个重点项目知晓率进行了对比，采血禁食时间知晓率从改善前65.7%上升到93.3%，采血顺序知晓率从改善前0%上升到90%，扎止血带时间要求知晓率从改善前62.9%上升到100%，抗凝血标本摇匀次数知晓率从改善前0%上升到100%，防止标本溶血的方法知晓率从改善前28.6%上升到86.7%，见图5-12。

表 5－19　改善后护士对静脉采血理论和技能操作知识知晓情况

| 内容 | 知晓（n） | 不知晓（n） | 知晓率（%） |
|---|---|---|---|
| 采血禁食时间 | 28 | 2 | 93.3 |
| 输液患者采血注意事项 | 30 | 0 | 100 |
| 采血管选择 | 30 | 0 | 100 |
| 患者血管选择 | 29 | 1 | 96.7 |
| 抗凝血标本 | 30 | 0 | 100 |
| 扎止血带时间要求 | 30 | 0 | 100 |
| 采血顺序 | 27 | 3 | 90 |
| 血液注入采血管方法 | 30 | 0 | 100 |
| 采血量的要求 | 30 | 0 | 100 |
| 抗凝血标本摇匀手法 | 30 | 0 | 100 |
| 抗凝血标本摇匀次数 | 30 | 0 | 100 |
| 血沉标本摇匀要求 | 30 | 0 | 100 |
| 防止标本溶血的方法 | 26 | 4 | 86.7 |
| 血标本存放和送检要求 | 28 | 2 | 93.3 |

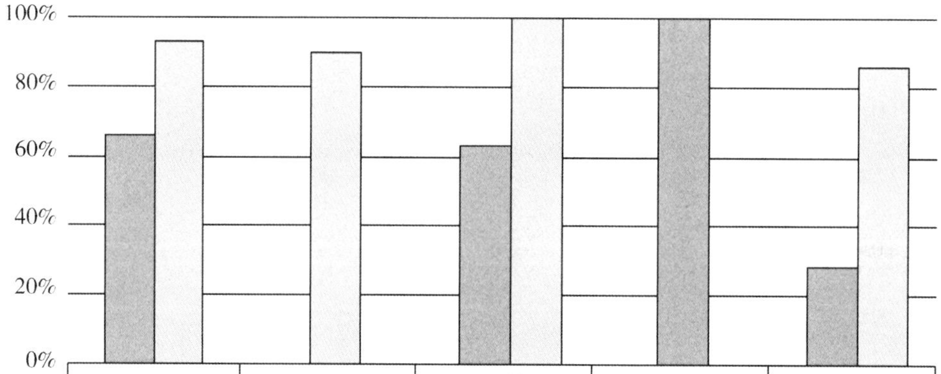


| | 采血禁食时间 | 采血顺序 | 扎止血带时间要求 | 抗凝血标本摇匀次数 | 防止标本溶血的方法 |
|---|---|---|---|---|---|
| ■ 改善前 | 65.7% | 0% | 62.9% | 0% | 28.6% |
| □ 改善后 | 93.3% | 90% | 100% | 100% | 86.7% |

图 5－12　护士问卷中 5 个重点项目合格率改善前后对比

## 十、标准化

（1）建立了心内科静脉采血标准操作指引，简化了流程，制作了标本摇匀手法演示视频，规范了静脉采血培训内容。

（2）建立了标本质量持续改进制度，与检验部门沟通合作，每半年对不合格标本事件进行统计分析。

（3）把采血管选择顺序图放在工作车上，方便护士查询。

（4）可将培训内容、操作指引、标本摇匀手法演示视频、采血管选择顺序图向全院推广。

# 案例四　降低患者鼻肠管堵管发生率

经鼻肠管滴注营养液是肠内营养的方法之一，可通过肠道吸收提供人体各种必需的营养，维护肠黏膜的屏障功能，减少肠道细菌移位，防止肠源性炎症反应综合征（SIRS）以及多器官衰竭（MOF）的发生。

导管堵塞是肠内营养较常见的并发症之一，维持管道通畅是成功实施肠内营养的保证。导管堵塞判断标准：灌食过程中发生鼻肠管不通畅、食物不易灌入、回抽无液体等情况，若再以灌食注射器轻轻反抽测试，仍有阻力，或注入 20 mL 温开水，流速仍不顺畅，则为鼻肠管堵塞。

## 一、选题理由

鼻肠管堵塞是肠内营养最常见的并发症之一。据文献报道，鼻肠管堵塞发生率为 10%。本科 2013 年 2—5 月共留置鼻肠管患者 24 例，发生堵管 11 例，堵管率为 45.8%，堵管发生率高。鼻肠管发生堵塞后需要拔管重置，不仅增加患者的痛苦，加重其经济负担，同时也增加护理工作量。

## 二、成立专案改善活动小组

专案改善活动小组由护士长担任组长，组员由 5 名护师和 1 名护士组成。小组成员负责收集留置鼻肠管的患者资料，包括操作人员、操作时间、如何发生、工作流程、设备材料、文字记录等相关信息，并负责讨论和制定专案改善的方法与步骤，督导专案改善措施的落实。

## 三、活动进度

专案改善活动从 2013 年 6 月启动，到 2013 年 12 月底完成，预计为期 7 个月，专案改善活动进度见表 5－20：

**表 5－20　专案改善活动进度表**

| 活动项目 | 6 月 | 7 月 | 8 月 | 9 月 | 10 月 | 11 月 | 12 月 | 负责人 |
|---|---|---|---|---|---|---|---|---|
| 主题选定 | ⇢<br>→ | | | | | | | 陶 × × |
| 收集资料 | ⇢<br>→ | ⇢<br>→ | | | | | | 陶 × ×<br>张 × × |
| 目标设定 | | ⇢<br>→ | | | | | | 陶 × × |
| 原因分析 | ⇢<br>→ | ⇢<br>→ | | | | | | 陶 × × |
| 制定对策 | ⇢<br>→ | ⇢<br>→ | ⇢<br>→ | | | | | 陶 × × |
| 实施对策 | ⇢<br>→ | ⇢<br>→ | ⇢<br>→ | ⇢<br>→ | ⇢<br>→ | ⇢<br>→ | ⇢<br>→ | 陶 × × |

（续上表）

| 活动项目 | 6月 | 7月 | 8月 | 9月 | 10月 | 11月 | 12月 | 负责人 |
|---|---|---|---|---|---|---|---|---|
| 效果检查 | | | | | - - - -<br>——— | - - - →<br>———→ | | 陶××<br>张×× |
| 巩固措施 | | | | | - - - -<br>——— | - - - →<br>———→ | | 陶××<br>张×× |
| 总结资料 | | | | | - - - -<br>——— | - - - -<br>——— | - - - →<br>———→ | 陶×× |
| 成果发布 | | | | | | | - - - →<br>———→ | 陶×× |

（注：虚线箭头表示预期的时间进度，实线箭头表示实际的时间进度）

## 四、现状调查

1. 鼻肠管堵管的发生率

回顾性分析：本科室2013年2—5月共有留置鼻肠管患者24例，发生堵管11例，占置管患者45.8%。

2. 护士问卷调查结果

向本科室护士共发放调查问卷21份，回收21份，回收率100%。分析数据见表5－21。

**表5－21 护士对鼻肠管知识知晓情况**

| 项目 | 知晓（*n*） | 不知晓（*n*） | 知晓率（%） |
|---|---|---|---|
| 鼻肠管知识 | 0 | 21 | 0 |
| 肠内营养知识 | 18 | 3 | 85.7 |
| 冲封管知识 | 11 | 10 | 52.4 |
| 输注速度 | 20 | 1 | 95.2 |
| 输注温度 | 19 | 2 | 90.5 |
| 留置时间 | 19 | 2 | 90.5 |
| 置管深度 | 4 | 17 | 19.0 |

## 五、目标设定

根据标杆学习法，我们把目标设定为至2013年12月，留置鼻肠管患者的堵管发生率降至10%。

## 六、原因分析

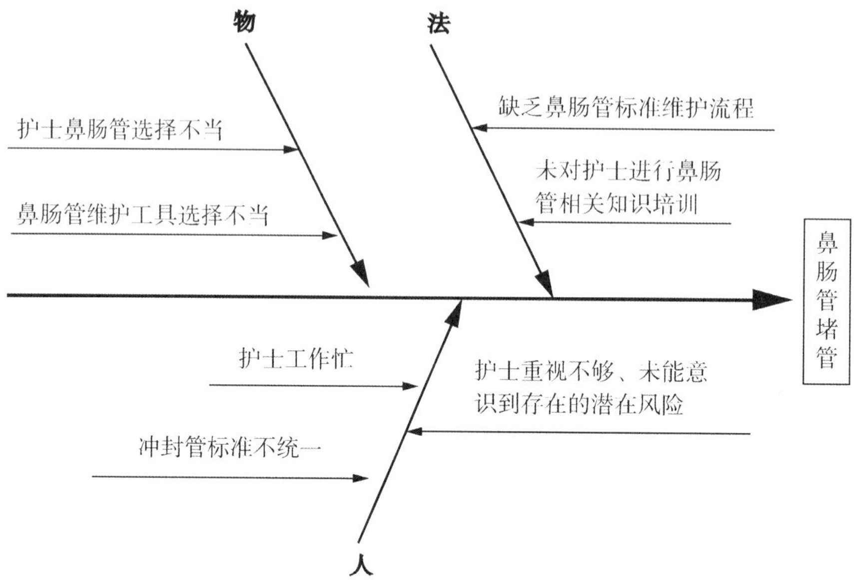


图 5－13　鼻肠管堵管特性要因图（鱼骨图）

## 七、要因论证

针对鼻肠管堵管的末端原因，进行要因论证，确定主要原因，见表 5－22。

表 5－22　专案改善活动要因确认表

| 序号 | 末端原因 | 要因确认 | 是否为主要原因 |
|---|---|---|---|
| 1 | 护士缺乏鼻肠管相关知识 | 对护士鼻肠管相关知识培训不足 | 是 |
| 2 | 护士工作忙 | 人力资源不足 | 否 |
| 3 | 护士鼻肠管选择不当 | 未对护士进行鼻肠管介绍，护士对鼻肠管材质等特性不了解 | 是 |
| 4 | 鼻肠管维护工具选择不当 | 护士对维护工具特性不了解 | 是 |
| 5 | 护士冲封鼻肠管技术不统一 | 没有建立鼻肠管冲封管技术规范 | 是 |
| 6 | 缺乏维护标准流程 | 未建立规范流程 | 是 |

## 八、制定、实施对策

针对确定的主要原因，制作改善活动对策实施表，见表 5－23。

表 5-23 专案改善活动对策表

| 序号 | 要因 | 对策 | 目标 | 措施 | 负责人 | 完成时间 |
|---|---|---|---|---|---|---|
| 1 | 护士缺乏鼻肠管相关知识 | 对护士进行鼻肠管相关知识和操作的培训 | 1. 对护士知识和操作培训率达到100%<br>2. 护士知识和操作掌握率达到90%以上 | 1. 护士长负责对所有护士进行培训。培训内容为：鼻肠管相关知识；肠内营养相关知识；鼻肠管维护的相关知识<br>2. 各组组长负责各小组人员的后续考核，要求每位护理人员均过关 | 陶×× | 2013年6月 |
| 2 | 鼻肠管选择不当 | 对护士进行鼻肠管特性培训 | 护士能选择合适的鼻肠管 | 1. 向护士介绍鼻肠管特性<br>2. 护士根据病人情况选择合适的鼻肠管 | 陶×× | 2013年6月 |
| 3 | 护士冲封鼻肠管技术不统一 | 建立规范的冲封管流程 | 建成规范的冲封管流程，所有护士能采用规范的冲封管流程 | 1. 统一冲封管工具：由50 mL甘油节改为20 mL注射器<br>2. 统一冲封管手法：借鉴静脉留置针冲封管经验，冲管手法由原来的直接推注改为脉冲式冲管 | 陶×× | 2013年6月 |
| 4 | 未建立鼻肠管维护的标准操作流程 | 制定鼻肠管维护的标准操作流程 | 制定了鼻肠管维护的标准操作流程 | 1. 制定鼻肠管维护的标准操作流程<br>2. 监督护士按照标准操作流程进行维护<br>3. 每月总结一次，针对堵管患者，及时查找原因，跟进改正措施 | 陶×× | 2013年6—12月 |

## 九、效果确认

（1）护士问卷调查结果：共发放调查问卷20份，回收20份，回收率达100%，护士培训后对鼻肠管知识知晓情况见表5-24。

表 5-24 护士培训后对鼻肠管知识知晓情况

| 项目 | 知晓（$n$） | 不知晓（$n$） | 知晓率（%） |
|---|---|---|---|
| 鼻肠管知识 | 17 | 3 | 85 |
| 肠内营养知识 | 19 | 1 | 95 |

（续上表）

| 项目 | 知晓（$n$） | 不知晓（$n$） | 知晓率（%） |
|---|---|---|---|
| 冲封管知识 | 19 | 1 | 95 |
| 输注速度 | 20 | 0 | 100 |
| 输注温度 | 19 | 1 | 95 |
| 留置时间 | 20 | 0 | 100 |
| 置管深度 | 16 | 4 | 80 |

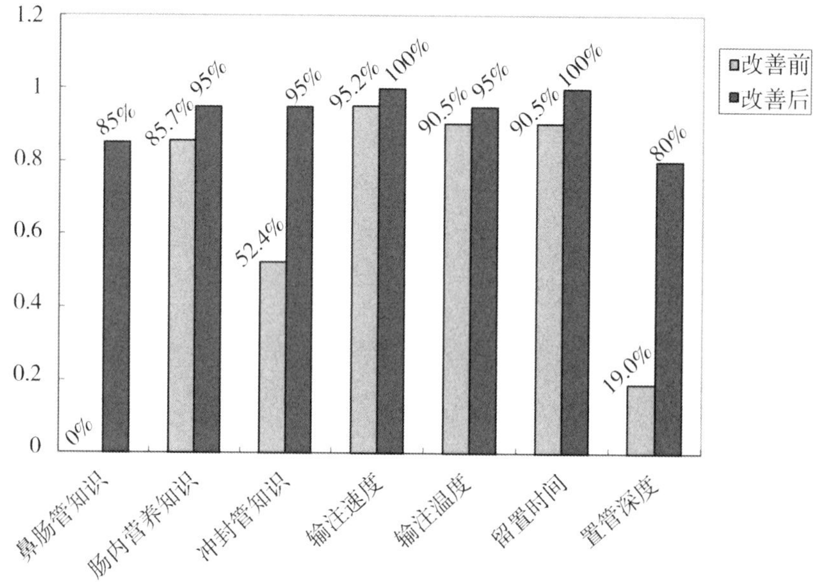


**图 5－14　培训前后护士知晓率对照结果**

（2）通过实施上述对策，收集改进措施后留置鼻肠管的患者资料，统计改善后鼻肠管堵管发生率。2013 年 6—12 月置管的患者有 28 例，发生堵管 1 例，堵管率为 3.6%，达到专案改善设定目标。1 例堵管的原因为经鼻肠管管饲的药物未充分研磨而堵塞管道。

**表 5－25　改善前后鼻肠管堵管率对照**

| 组别 | 置管例数（$n$） | 堵管例数（$n$） | 堵管率（%） |
|---|---|---|---|
| 改善前 | 24 | 11 | 45.8 |
| 改善后 | 28 | 1 | 3.6 |

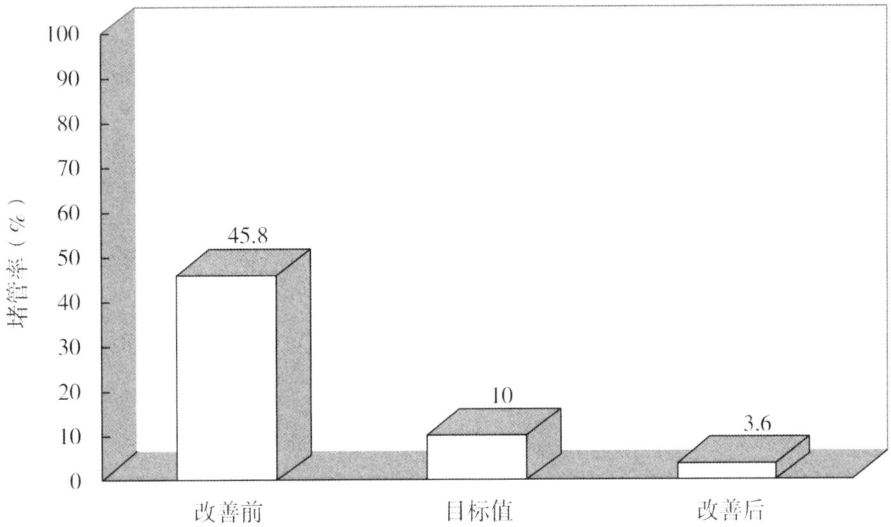


**图 5－15　改善前后鼻肠管堵管率对比**

## 十、标准化

（1）建立了标准的鼻肠管维护流程。

（2）科室遵循标准的鼻肠管维护流程、方法及工具实施鼻肠管维护。每个新进护理人员进入科室三个月内接受鼻肠管、肠内营养、鼻肠管维护等相关知识及操作培训并考核，培训和考核由专案改善活动小组负责，合格后方可独立操作。

# 案例五　提高实施肠内营养的患者床头抬高措施落实率

肠内营养是经胃肠道用口服或管饲来提供代谢需要的营养物质及其他各种营养素的营养支持方式。误吸是肠内营养过程中常见的并发症。需肠内营养的患者多数为危重患者，危重患者在应激情况下，胃处于轻瘫状态，容易导致胃潴留，进而引起反流、误吸，甚至导致吸入性肺炎的发生，从而使得患者住院天数延长、医疗费用增加，误吸引起的死亡率为17%～62%。据文献报道，患者肠内营养过程中，体位与返流、误吸密切相关。研究表明，床头抬高大于30°，患者误吸率低于床头抬高小于30°的患者。2009年欧洲肠外肠内营养学会（ESPEN）建议，实施肠内营养的患者床头抬高至少30°，最好抬高45°，并在肠内营养后半小时内仍保持半卧位。

## 一、选题理由

医院2011年1—6月共有12名患者因突发呼吸困难，血氧下降，转入ICU实施气管插管抢救治疗，从气道吸出类似肠内营养液的分泌物，持续机械通气治疗，判断为肠内营养引起误吸，其中2名患者因合并其他并发症死亡。为保证患者安全，特进行此项专案改善活动。

## 二、成立专案改善活动小组

专案改善活动小组成员来自医院危重症护理管理小组的核心成员，共7人。组长由ICU护士长担任，小组的核心组员为来自ICU、神经外科、神经内科、CCU的6名主管护师。活动包括选题、调查分析、目标设定、制定与实施对策、效果评价和总结等阶段。小组每月开会1次，对各个阶段的活动进行总结、评价。

## 三、活动进度

专案改善活动从2011年7月启动，到2011年12月底完成，预计为期6个月，专案改善活动进度见表5－26。

**表5－26　专案改善活动进度表**

| 活动项目 | 7月 | 8月 | 9月 | 10月 | 11月 | 12月 | 主要执行人 |
|---|---|---|---|---|---|---|---|
| 主题选定 | - - - - -▶<br>——————▶ | | | | | | 卢××<br>刘×× |
| 收集资料 | - - - - -▶<br>——————▶ | | | | | | 卢××<br>何×× |
| 目标设定 | | - - - - -▶<br>——————▶ | | | | | 卢××<br>陶×× |

（续上表）

| 活动项目 | 7月 | 8月 | 9月 | 10月 | 11月 | 12月 | 主要执行人 |
| --- | --- | --- | --- | --- | --- | --- | --- |
| 原因分析 | | ⇢<br>→ | | | | | 卢××<br>陶×× |
| 制定对策 | | ⇢<br>→ | | | | | 卢×× |
| 实施对策 | | ⇢<br>→ | ⇢<br>→ | ⇢<br>→ | ⇢<br>→ | ⇢<br>→ | 卢××<br>吴×× |
| 效果检查 | | | ⇢<br>→ | ⇢<br>→ | ⇢<br>→ | ⇢<br>→ | 何××<br>吴××<br>陶××<br>卢×× |
| 巩固措施 | | | | ⇢<br>→ | ⇢<br>→ | ⇢<br>→ | 卢××<br>郑×× |
| 总结资料 | | | | | ⇢<br>→ | ⇢<br>→ | 卢××<br>陶×× |
| 成果发布 | | | | | | ⇢<br>→ | 卢×× |

（注：虚线箭头表示预期的时间进度，实线箭头表示实际的时间进度）

## 四、现状调查

1. 病区实施肠内营养的患者床头抬高措施落实情况调查

专案改善小组成员从2011年7月开始分3个小分组，连续四个星期，每个星期选择同一天分别到病区实地调查危重症患者实施肠内营养床头抬高情况，调查结果见表5－27。第一周，22个病区共实施肠内营养危重症患者54例，符合《临床营养护理指南》床头抬高30°～45°的患者有8例，床头抬高措施落实率为14.7%。专案改善小组同时发现，病区的病床设施简陋，既没有床头抬高的角度刻度表，也没有自动抬高的功能。肠内营养采用一次性灌注的方式喂养，病区没有建立肠内营养护理指引。

**表5－27　肠内营养患者床头抬高措施落实情况**

| 项目 | 病区数（$n$） | 肠内营养例数（$n$） | 床头抬高角度正确例数（$n$） | 床头抬高角度正确率（%） |
| --- | --- | --- | --- | --- |
| 第一周 | 22 | 54 | 8 | 14.8 |
| 第二周 | 20 | 49 | 5 | 10.2 |
| 第三周 | 21 | 60 | 9 | 15 |
| 第四周 | 22 | 55 | 10 | 18.2 |
| 总计 | 85 | 218 | 32 | 14.7 |

2. 护士对床头抬高认知的问卷调查

共发放调查问卷52份，现场回收52份。调查结果：①护士对肠内营养床头抬高的目的知晓率为19%；②护士对肠内营养床头抬高的要求为30°~45°的知晓率达34.6%；③调查问及使用什么方法评估床头抬高的高度，90.4%的调查对象回答用目测的方法估计；④对体位与误吸的关系知晓率为17.3%。

2011年1—6月全院实施肠内营养患者发生误吸12例，据调查，12例患者均采取平卧位，未抬高床头。

## 五、目标设定

《临床营养护理指南》A级推荐，鼻饲时若病情允许，应抬高床头30°~45°，能够有效减少误吸的发生。我们将目标设定为至2011年12月，实施肠内营养的患者床头抬高30°~45°。考虑到涉及的科室多、参与的护士多、改善范围大，故我们的措施执行率定为90%（床头抬高的禁忌症如颈椎骨折、骨盆骨折等除外）。

## 六、原因分析

运用头脑风暴法分析床头抬高措施落实率低的原因，见图5-16。

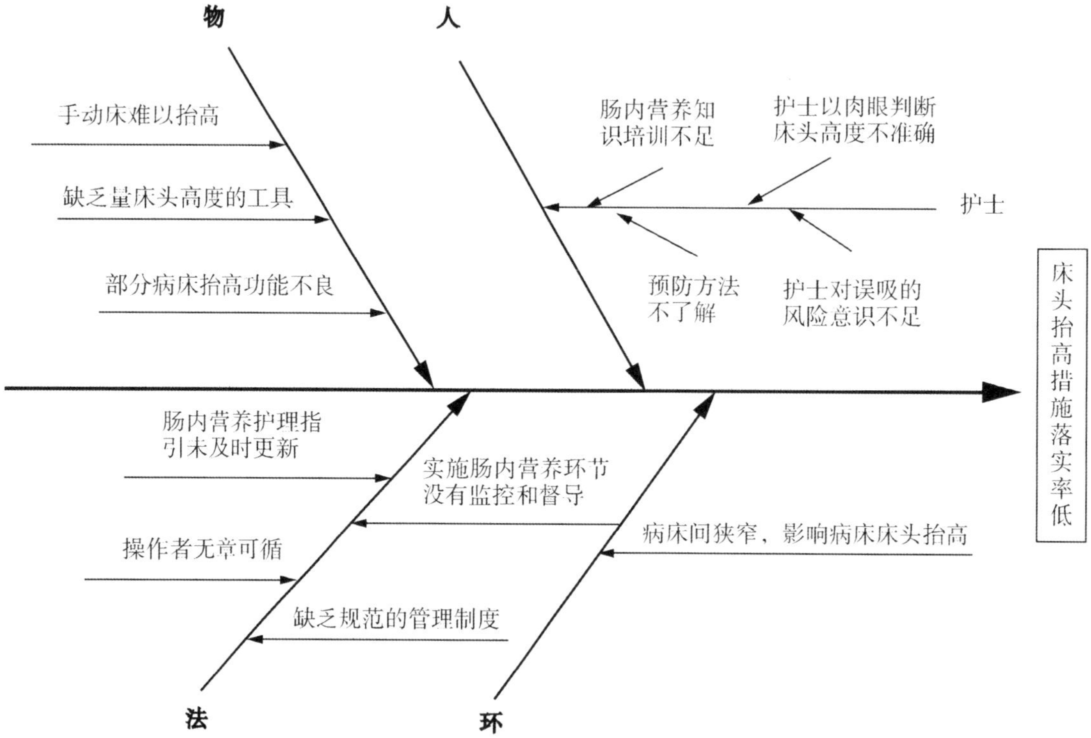


图5-16 床头抬高措施落实率低特性要因图（鱼骨图）

## 七、要因论证

针对床头抬高措施落实率低的末端原因，进行要因论证，确定主要原因，见表5-28。

表5-28 专案改善要因确认表

| 序号 | 末端原因 | 要因确认 | 是否为主要原因 |
| --- | --- | --- | --- |
| 1 | 未及时更新肠内营养护理指引 | 未按新标准建立肠内营养的护理指引 | 是 |
| 2 | 护士对抬高床头防范误吸措施意识不足 | 护理人员对肠内营养护理知识掌握不够 | 是 |
| 3 | 床头抬高角度不准确 | 主要靠目测，无科学的评估工具 | 是 |
| 4 | 病床床头无法抬高 | 病床无抬高功能或抬高功能已损坏 | 否 |

## 八、制定、实施对策

针对确定的主要原因，制作专案改善活动对策实施表，见表5-29。

表5-29 专案改善活动对策实施表

| 序号 | 要因 | 对策 | 目标 | 措施 | 完成时间 | 负责人 |
| --- | --- | --- | --- | --- | --- | --- |
| 1 | 未及时更新肠内营养护理指引 | 制定肠内营养护理指引 | 制定适用于全院的新的肠内营养护理指引，护理措施落实到位 | 1. 制定肠内营养护理指引<br>2. 每季培训危重症护理专责护士，督导工作的落实<br>3. 危重症护理专责护士培训指导病区护士的工作，每月检查病区的落实情况 | 2011年8月 | 卢××<br>陶×× |
| 2 | 护士对新的肠内营养护理知识不了解 | 对全院护士进行肠内营养相关知识培训 | 1. 危重症专责护士知识培训率达到100%<br>2. 肠内营养护理知识覆盖全院 | 1. 危重症小组对全院各病区危重症专责护士进行培训，培训内容为体位与误吸的相关知识、肠内营养相关知识、误吸的危害<br>2. 专责护士负责所在病区的护理人员的培训和考核<br>3. 病区设培训和相关知识考核记录，危重症小组核心成员定期到病区抽查考核 | 2011年8—9月 | 卢××<br>郑××<br>何×× |

（续上表）

| 序号 | 要因 | 对策 | 目标 | 措施 | 完成时间 | 负责人 |
|---|---|---|---|---|---|---|
| 3 | 护士目测床头抬高角度不准确 | 订制量角工具 | 1. 每个病区使用配备的量角工具<br>2. 实施肠内营养的患者抬高床头30°～45°（禁忌症除外），使用量角工具评估床头角度 | 1. 订制科学的量角工具<br>2. 专案小组成员分组到病区指导护士准确使用量角工具 | 2011年8—9月 | 卢××<br>郑××<br>吴××<br>陶×× |
| 4 | 肠内营养患者护理质量管理不到位 | 按照肠内营养护理的新标准实施督导 | 抬高床头30°～45°措施落实率达95% | 护理专案小组成员每季的督导检查：<br>1. 监督床头抬高措施落实情况<br>2. 每月总结一次，针对存在的问题及时查找原因，跟进改正措施的落实情况 | 2011年9—12月 | 卢××<br>陶××<br>郑××<br>郑××<br>吴××<br>刘×× |

## 九、效果确认

（1）52名病区危重症护理专责护士全部参加小组的所有培训课程，接受培训率达100%。

（2）护理专案改善活动开展6个月后，仍然用问卷的方式调查参与培训的52名病区危重症护理专责护士，发放调查问卷52份，现场回收52份。调查结果：①危重症护理专责护士对肠内营养床头抬高的目的知晓率达84.6%；②专责护士对肠内营养床头抬高的要求为30°～45°的知晓率达94.2%；③为使用量角工具评估床头的高度知晓率达100%。

（3）实施专案改善后床头抬高措施落实率情况见表5－30。

**表5－30　专案改善后实施肠内营养的患者床头抬高角度正确率**

| 项目 | 病区数（$n$） | 肠内营养例数（$n$） | 床头抬高角度正确例数（$n$） | 床头抬高角度正确率（%） |
|---|---|---|---|---|
| 第一周 | 27 | 81 | 74 | 91.4 |
| 第二周 | 26 | 67 | 59 | 88.1 |
| 第三周 | 28 | 77 | 72 | 93.5 |
| 第四周 | 28 | 71 | 68 | 95.8 |
| 总计 | 109 | 296 | 273 | 92.2 |

（4）专案改善活动后实施肠内营养患者床头抬高率从改善前的14.7%提高到改善后的92.2%，改善前、后值与目标值见图5－17。

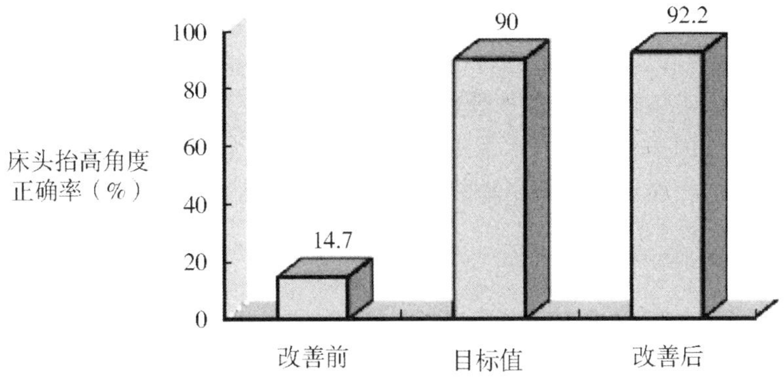


**图5－17　专案改善前后实施肠内营养的患者床头抬高角度正确率比较**

（5）通过实施上述对策后，护士对实施肠内营养的患者均能抬高床头，肠内营养返流误吸的例数为0。

## 十、标准化

（1）建立《肠内营养护理标准》，向护理部申请将该标准作为实施肠内营养的患者的护理规范，在全院推广应用。

（2）《肠内营养护理标准》列入病区的危重症护理专责护士每年的培训计划，把有关的知识和技能培训覆盖到全院的护士。

（3）把实施肠内营养的患者床头抬高措施落实率作为病区危重患者护理质量评价指标之一。

# 案例六　降低手术室损伤性医疗废物处理成本

医疗废物是指医疗卫生机构在医疗、预防、保健以及其他相关活动中产生的具有直接或者间接感染性、毒性以及其他危害性的废物，包括感染性、损伤性、病理性、化学性及药物性五大类废物。其中损伤性废物是指能够刺伤或割伤人体的废弃医用锐器，包括注射针头、缝合针、手术刀、备皮刀、手术锯、玻璃试管等。如果不对损伤性医疗废物进行规范化处理，容易造成工作人员锐器伤等职业暴露，导致疾病的传播。

## 一、选题理由

根据《医疗废物管理条例》，2003 年 10 月 10 日卫生部和国家环境保护总局制定了《医疗废物分类目录》并颁布施行。手术室一直执行相关规定，但由于医护人员多，流动性大，依从性差，且指引不明确，普遍存在锐器盒内废物混放的现象。同时，手术室产生的损伤性废物数量多、品种多，导致处理费大大增高。特开展本专案改善活动。

## 二、成立专案改善活动小组

成立专案改善活动小组，小组成员共 7 人。组长由手术室护士长担任，组员 6 名，分别由产生损伤性医疗废物数量较多的手术专科（胃肠外科、胸外科、乳腺外科、骨科）的 4 名组长、1 名麻醉医生和 1 名工人组成。

## 三、活动进度

本专案改善活动时间从 2013 年 1 月开始启动，计划 2013 年 12 月完成。小组全体成员拟定专案改善方案和分配工作。专案改善活动进度见表 5－31。

**表 5－31　专案改善活动进度表**

| 活动项目 | 第一季度 | | | 第二季度 | | | 第三季度 | | | 第四季度 | | | 主要执行人 |
|---|---|---|---|---|---|---|---|---|---|---|---|---|---|
| | 1 月 | 2 月 | 3 月 | 4 月 | 5 月 | 6 月 | 7 月 | 8 月 | 9 月 | 10 月 | 11 月 | 12 月 | |
| 主题选定 | - - -→<br>——→ | | | | | | | | | | | | 李××<br>黄×× |
| 收集资料 | | - - - - -<br>———— | - - - - -<br>———— | - - - - -<br>———— | - -→<br>—→ | | | | | | | | 李××<br>黄××<br>何××<br>练××<br>叶×× |
| 目标设定 | | | | | - - -→<br>——→ | | | | | | | | 李××<br>何×× |

（续上表）

| 活动项目 | 第一季度 | | | 第二季度 | | | 第三季度 | | | 第四季度 | | | 主要执行人 |
|---|---|---|---|---|---|---|---|---|---|---|---|---|---|
| | 1月 | 2月 | 3月 | 4月 | 5月 | 6月 | 7月 | 8月 | 9月 | 10月 | 11月 | 12月 | |
| 原因分析 | | | | | --→ / → | | | | | | | | 李××<br>黄××<br>何××<br>练××<br>叶×× |
| 制定对策 | | | | | | --→ / → | --→ / → | | | | | | 李××<br>黄××<br>何××<br>练××<br>叶×× |
| 实施对策 | | | | | | --→ / → | --→ / → | --→ / → | --→ / → | --→ / → | --→ / → | | 李××<br>黄×× |
| 效果检查 | | | | | | | --→ / → | --→ / → | --→ / → | --→ / → | --→ / → | | 李××<br>黄×× |
| 巩固措施 | | | | | | | | | | --→ / → | --→ / → | | 李××<br>黄×× |
| 总结资料 | | | | | | | | | | --→ / → | --→ / → | --→ / → | 李×× |
| 成果发布 | | | | | | | | | | | | --→ / → | 李×× |

（注：虚线箭头表示预期的时间进度，实线箭头表示实际的时间进度）

## 四、现状调查

（1）2013年2—5月，小组成员采用自行制定的损伤性废物混放查检表，在每天手术结束后对医疗废物的分类放置及移交签名情况进行现场检查。调查结果如下：

①手术间损伤性废物混放情况：锐器盒内仅限存放刀片、针头及安瓿，如有其他物品均视为混放。2013年2—5月共产生损伤性废物2 320kg，其中非锐器废物有1 559.4kg，混放的非锐器废物重量占67%。

**表5－32　手术间非锐器废物的混放状况**

| 项目 | 重量（kg） | 占总混放物比例（%） | 累计百分比（%） |
|---|---|---|---|
| 小玻璃瓶 | 772.8 | 50 | 50 |
| 吻合器、闭合器 | 618.2 | 40 | 90 |
| 输液管 | 108 | 7 | 97 |
| 注射器针筒 | 44.8 | 2.9 | 99.9 |
| 排气管 | 15.6 | 0.1 | 100 |
| 总计 | 1 559.4 | 100 | 100 |

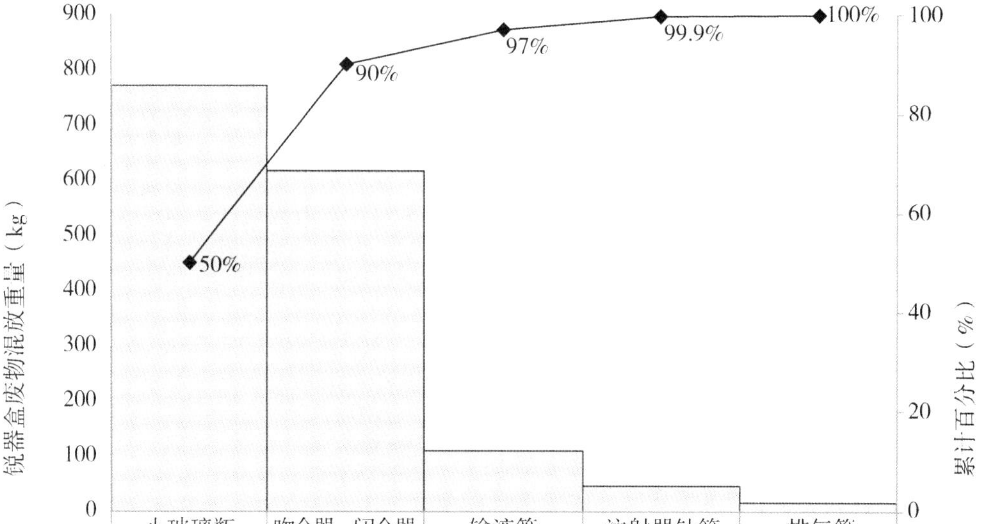


| | 小玻璃瓶 | 吻合器、闭合器 | 输液管 | 注射器针筒 | 排气管 |
|---|---|---|---|---|---|
| 重量(kg) | 772.8 | 618.2 | 108 | 44.8 | 15.6 |
| 百分比(%) | 50 | 40 | 7 | 2.9 | 0.1 |
| 累计百分比(%) | 50 | 90 | 97 | 99.9 | 100 |

**图5－18　2013年2—5月锐器盒废物混放类别及重量**

②一次性使用的吻合器、闭合器术后处理状况：此类物品使用后应把头部的尖端取出或回缩进管道内避免形成锐器，集中回收按感染性医疗废物毁形处理。但洗手护士不按照规范处理，直接放进锐器盒，一把吻合器或闭合器重约0.5kg，混放占重高达40%。

③医疗废物登记移交签名每月签名率仅为7.1%。

（2）医疗废物规范处理相关知识知晓及培训情况。

本院是一所三级甲等综合医院，手术室有20个洁净手术间，月手术量约1 300例；手术室有护士53人、麻醉医生22人、工人9人。对上述人群进行医疗废物规范处理相关知识问卷调查，共发放问卷95份，回收95份，其中有效问卷90份，调查结果见表5－33。

**表5－33　医疗废物规范处理相关知识知晓及培训情况**

| 项目 | 手术室护士（N=30） | | 麻醉科医生（N=15） | | 手术室实习生（N=13） | | 麻醉科实习生（N=15） | | 麻醉科研究生（N=8） | | 保洁工人（N=9） | |
|---|---|---|---|---|---|---|---|---|---|---|---|---|
| | 知晓例数（n） | 知晓率（%） | 知晓例数（n） | 知晓率（%） | 知晓例数（n） | 知晓率（%） | 知晓例数（n） | 知晓率（%） | 知晓例数（n） | 知晓率（%） | 知晓例数（n） | 知晓率（%） |
| 医疗废物定义 | 25 | 83.3 | 12 | 80 | 10 | 76.9 | 10 | 66.7 | 6 | 75 | 5 | 55.6 |
| 医疗废物分类 | 20 | 66.7 | 9 | 60 | 7 | 53.8 | 7 | 46.7 | 4 | 50 | 4 | 44.4 |
| 医疗废物处理流程 | 26 | 86.7 | 12 | 80 | 8 | 61.5 | 7 | 46.7 | 5 | 62.5 | 5 | 55.6 |
| 损伤性废物危害 | 30 | 100 | 15 | 100 | 13 | 100 | 15 | 100 | 8 | 100 | 9 | 100 |
| 损伤性废物封包要求 | 26 | 86.7 | 12 | 80 | 9 | 69.2 | 8 | 53.3 | 4 | 50 | 4 | 44.4 |
| 接受过培训人数 | 21 | 70 | 9 | 60 | 4 | 30.8 | 5 | 33.3 | 4 | 50 | 3 | 33.3 |

## 五、目标设定

采用改善能力预计法，改善前混放的非锐器废物重量占67%，通过柏拉图分析获知小组改善重点为90%，结合小组改善能力85%（小组成员内部平均分4.25分，4.25/5×100%=85%），采用公式计算改善后混放的非锐器废物重量占比=现状值-（现状值×改善重点×小组能力）=67%-（67%×90%×85%）≈15.7%，目标值=67%-15.7%=51.3%。因此，将目标设定为至2013年11月，损伤性医疗废物处理成本同期下降51.3%。

## 六、原因分析

运用头脑风暴法分析损伤性废物处理成本高的原因，见图5-19。

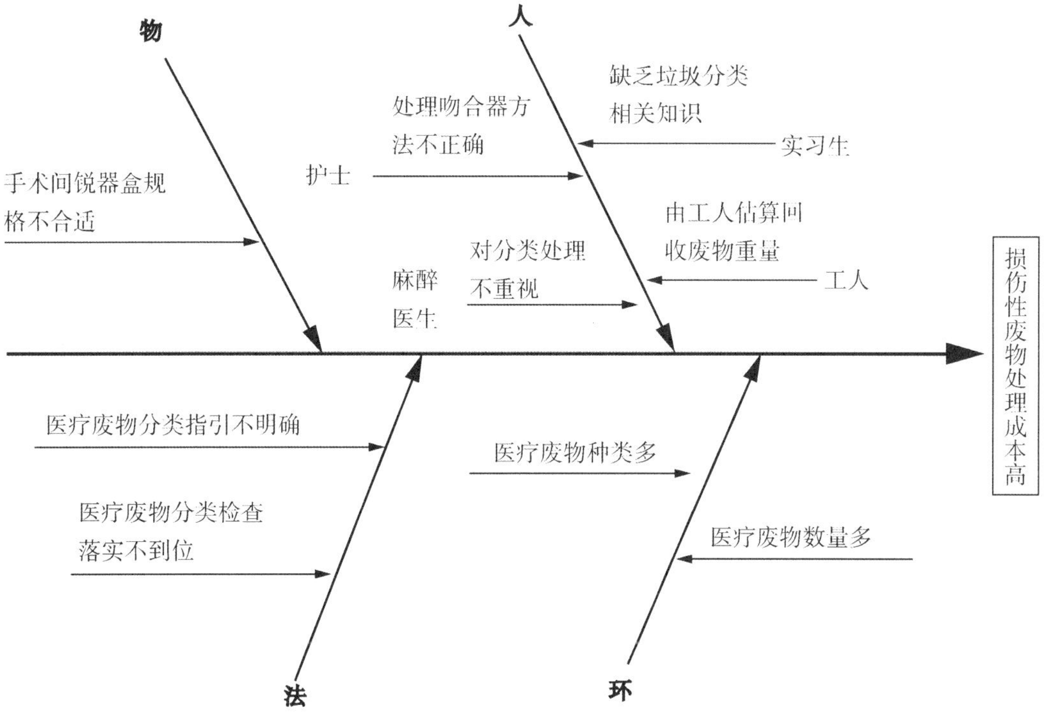


图5-19　损伤性废物处理成本高特性要因图（鱼骨图）

## 七、要因论证

针对损伤性废物处理成本高的末端原因，进行要因论证，确定主要原因，见表5-34。

表 5－34　专案改善活动要因确认表

| 序号 | 末端原因 | 要因确认 | 是否为主要原因 |
| --- | --- | --- | --- |
| 1 | 实习生缺乏医疗废物处理相关知识 | 培训不足 | 是 |
| 2 | 护士处理吻合器、闭合器方法不正确 | 培训不足 | 是 |
| 3 | 麻醉医生不重视医疗废物分类 | 不了解医疗废物分类的重要性 | 是 |
| 4 | 由工人估算回收废物重量 | 无专门人员进行督导 | 是 |
| 5 | 医疗废物分类指引不明确 | 医疗废物分类指引未及时更新 | 是 |
| 6 | 手术间的锐器盒规格不合适（10L） | 后勤部门只提供一种型号的锐器盒 | 是 |
| 7 | 产生的锐器数量多、种类多 | 手术量多 | 否 |

## 八、制定、实施对策

针对损伤性医疗废物混放导致处理成本增高要因制定对策实施表，见表 5－35。

表 5－35　专案改善活动对策实施表

| 序号 | 要因 | 对策 | 目标 | 措施 | 负责人 | 完成时间 |
| --- | --- | --- | --- | --- | --- | --- |
| 1 | 医疗废物分类指引不明确 | 更新医疗废物分类指引 | 能够正确执行更新后的医疗废物分类方法 | 1. 查阅与医疗废物管理相关的法律法规，卫生部《关于明确医疗废物分类有关问题的通知》卫办医发〔2005〕292 号规定使用后的输液瓶不属于医疗废物，所以使用后的各种玻璃（一次性塑料）输液瓶（袋），未被病人血液、体液、排泄物污染的，不属于医疗废物；更新医疗废物分类指引<br>2. 组织手术室、麻醉科人员学习，按新的医疗废物分类方法执行 | ××× | 2013 年 6 月 |
| 2 | 实习生对医疗废物分类相关知识缺乏 | 加强人员培训与现场教育示范 | 实习生掌握医疗废物分类及规范处理 | 1. 编写多媒体课件，对科室新进实习生进行培训<br>2. 现场示范 | ××× | 2013 年 6 月 |
| 3 | 护士处理吻合器、闭合器方法不正确 | 加强人员培训 | 护士能正确处理 | 1. 现场示范吻合器、闭合器医疗废物处理方法<br>2. 改善小组组长对护士进行现场检查 | ××× | 2013 年 6 月 |

（续上表）

| 序号 | 要因 | 对策 | 目标 | 措施 | 负责人 | 完成时间 |
|---|---|---|---|---|---|---|
| 4 | 麻醉医生对医疗废物分类不重视，不了解医疗废物分类的重要性 | 学习医疗废物分类及医疗废物分类重要性等相关知识 | 麻醉医生了解医疗废物分类重要性并能够正确进行分类 | 1. 培训医疗废物分类及医疗废物分类重要性等相关知识<br>2. 对培训知识进行考核 | ××× | 2013年6月 |
| 5 | 无医疗废物分类质量控制及检查反馈制度 | 制定医疗废物分类质量控制及检查反馈制度 | 落实医疗废物分类质量控制及检查反馈制度 | 1. 制定医疗废物分类质量控制及检查反馈制度<br>2. 成立医疗废物管理小组，定期抽查手术结束后，由专案改善小组成员对医疗废物的分类情况进行现场检查，发现问题及时反馈 | ××× | 2013年6—11月 |
| 6 | 锐器盒规格（10L）不合适 | 1. 更换合适的锐器盒<br>2. 设置专门收集小玻璃瓶的存放箱 | 降低成本 | 1. 与医院后勤部门沟通，提供容量为5L的锐器盒<br>2. 每个手术间设置1个专门收集100 mL以下小玻璃瓶的存放箱 | ××× | 2013年6—11月 |
| 7 | 由工人估算回收废物重量，无专门人员监督 | 落实医疗废物管理制度 | 在移交医疗废物时有签名记录，有专门人员负责 | 由手术室主班护士与工人共同对医疗废物称重并负责移交签名登记 | ××× | 2013年6—11月 |

## 九、效果确认

1. 有形效果

（1）改善前后损伤性医疗废物处理成本：2013年6—11月与2013年2—5月相比下降了49%（见表5－36）。

**表5－36　改善前后损伤性医疗废物处理成本**

| 日期 | 手术例数（$n$） | 10L锐器盒（10.5元/个） | 5L锐器盒（3.5元/个） | 损伤性废物处理费（3元/千克） | 垃圾袋费（1.22元/个） | 总处理费（元） |
|---|---|---|---|---|---|---|
| 改善前 | 5 000 | 6 720 | 0 | 6 960 | 1 976.4 | 15 656.4 |
| 改善后 | 7 800 | 472.5 | 3 375 | 3 315 | 810 | 7 972.5 |

（2）小玻璃瓶回收情况：由 0 千克/月增加至 100 ~ 130 千克/月。

（3）医疗废物登记移交签名率：2013 年 6 月起，签名率达 100%。

2. 无形效果

（1）无形效果评价方法：活动前后由本项改善专案组 6 位组员自我评分，每项最高分为 5 分，最低分为 1 分，取平均分，总分为 30 分。

（2）专案改善前后小组综合能力评分（见表 5 - 37、图 5 - 20）。

**表 5 - 37　护理专案改善前后小组综合能力评分**

| 项目 | 活动前 | | 活动后 | | 活动成长正/负向 |
|---|---|---|---|---|---|
| | 合计 | 平均 | 合计 | 平均 | |
| 责任心 | 10 | 1.7 | 24 | 4 | ↑ |
| 自信心 | 12 | 2 | 23 | 3.8 | ↑ |
| 积极性 | 8 | 1.3 | 20 | 3.3 | ↑ |
| 解决问题能力 | 10 | 1.7 | 28 | 4.7 | ↑ |
| 团队凝聚力 | 9 | 1.5 | 26 | 4.3 | ↑ |
| 沟通协调 | 8 | 1.3 | 26 | 4.3 | ↑ |

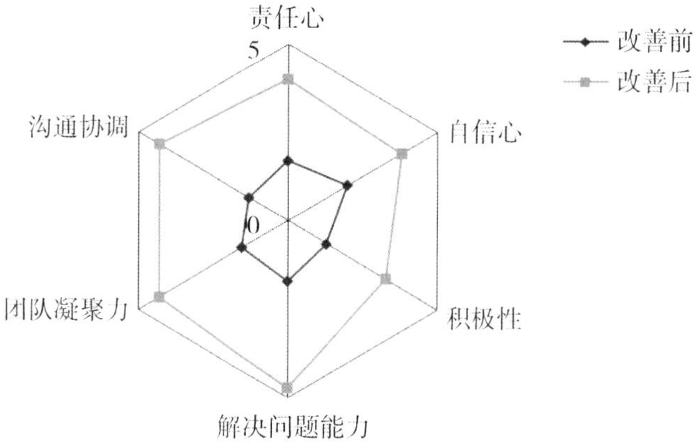


**图 5 - 20　护理专案改善前后小组综合能力评分雷达图**

## 十、标准化

（1）对手术室、麻醉科新入职医护人员、工人及实习生等，在第一周安排医疗废物分类及规范处理的培训课程。

（2）每个手术间设置 1 个专门收集 100 mL 以下小玻璃瓶的存放箱，将原来使用的锐器盒由 10L 改为 5L。

（3）每天由手术室主班护士与工人共同对医疗废物进行称重并负责移交签名确认。

# 案例七　提高呼吸机相关性肺炎核心防控措施执行率

呼吸机相关性肺炎（Ventilator Associated Pneumonia，VAP）是指气管插管或气管切开接受机械通气48小时后发生的肺炎。VAP是接受机械通气的患者常见的并发症，不仅会延长患者通气时间和住院时间，增加医疗成本，还是ICU患者的重要致死病因。国外报道VAP的发病率为6%～52%，病死率为14%～50%。在我国，VAP发病率为4.7%～55.8%，病死率为19.4%～51.6%。

VAP的高危因素包括内源性因素和外源性因素。内源性因素包括口咽部定植菌、积聚在气囊上方形成的滞留物、胃内返流物。外源性因素包括与器械相关的因素、与操作相关的因素、手卫生、吸痰操作、声门下气囊分泌物、体位、肠内营养、导管气囊压力、口腔卫生和呼吸机冷凝水等。

依据美国疾病预防控制中心（CDC）预防VAP临床指南、美国重症护理协会（AACN）预防呼吸机相关性肺炎的循证临床实践指南、美国健康促进研究所（IHI）集束化护理方案和中华医学会重症医学分会呼吸机相关性肺炎诊断、预防和治疗指南（2013）的推荐，VAP核心防控措施包括床头抬高30°～45°、洗必泰实施口腔护理、声门下分泌物吸引、气囊压力监测、手卫生和胃残留量监测六个方面，也就是VAP防控集束化方案，临床循证证实这些措施对预防呼吸机相关性肺炎是有效的。

## 一、选题理由

VAP是接受机械通气患者常见的并发症，是ICU患者的重要致死病因，不仅会延长患者通气时间和住院时间，还会增加医疗成本。国内外临床循证证明核心防控措施可有效降低VAP发病率。医院综合ICU有50%以上的患者需要气管插管机械通气，预防VAP是护理工作的重中之重。近期，ICU护理人员流动性大，科室新进人员较多，在临床实践中发现护理人员对预防VAP核心防控措施执行率低，这无疑增加了呼吸机相关性肺炎发生的风险。故开展本项专案改善活动。

## 二、成立专案改善活动小组

小组成员由本科室ICU的10名护士组成，护士长任组长，负责整个小组活动，4名资深护士为小组活动的技术指导并负责监测活动过程的措施执行情况。10名护士中，8名为护理专业本科学历，1名为研究生学历，1名为在读研究生。活动包括选题、调查分析、设定目标、制定与实施措施、效果评价和总结等几个阶段。小组每月开会1次，对各个阶段的活动进行总结、评价。

## 三、活动进度

此专案改善活动从2014年1月开始启动，计划至2014年12月完成。具体专案改善活动进度表见表5－38。

表 5－38　专案改善活动进度表

| 活动项目 | 第一季度 | | | 第二季度 | | | 第三季度 | | | 第四季度 | | | 主要执行人 |
|---|---|---|---|---|---|---|---|---|---|---|---|---|---|
| | 1 月 | 2 月 | 3 月 | 4 月 | 5 月 | 6 月 | 7 月 | 8 月 | 9 月 | 10 月 | 11 月 | 12 月 | |
| 主题选定 | ⇢→ | | | | | | | | | | | | 卢××<br>廖×× |
| 收集资料 | | ⇢→ | ⇢→ | | | | | | | | | | 卢××<br>廖××<br>刘×× |
| 目标设定 | | | | ⇢→ | | | | | | | | | 卢××<br>廖××<br>张××<br>吕×× |
| 原因分析 | | | | | ⇢→ | | | | | | | | 卢××<br>廖×× |
| 制定对策 | | | | | ⇢→ | ⇢→ | | | | | | | 卢××<br>廖××<br>张××<br>李×× |
| 实施对策 | | | | | ⇢→ | ⇢→ | ⇢→ | ⇢→ | ⇢→ | ⇢→ | ⇢→ | ⇢→ | 卢××<br>廖×× |
| 效果检查 | | | | | | | | | ⇢→ | ⇢→ | ⇢→ | ⇢→ | 张××<br>吕××<br>卢××<br>廖×× |
| 巩固措施 | | | | | | | | | | ⇢→ | ⇢→ | ⇢→ | 卢××<br>廖×× |
| 总结资料 | | | | | | | | | | | ⇢→ | ⇢→ | 卢××<br>刘×× |
| 成果发布 | | | | | | | | | | | | ⇢→ | 卢×× |

（注：虚线箭头表示预期的时间进度，实线箭头表示实际的时间进度）

## 四、现状调查

1. 现场调查 VAP 核心防控措施执行情况

专案小组自行设计调查表格，调查项目包括六项 VAP 核心防控措施执行情况。六项 VAP 核心防控措施是：①机械通气患者床头抬高 30°～45°（床头抬高的禁忌症如颈椎骨折、骨盆骨折等除外）；②洗必泰口腔冲洗每天 2 次；③胃残留量监测每 4 小时 1 次；④声门下分泌物吸引每 4 小时 1 次；⑤气囊压力监测每天 3 次；⑥手卫生按 WHO 规定的手卫生时机洗手。3 名组员作为调查员，每天 8 时、15 时、18 时三个时间段在床边观察护士 VAP 核心措施执行情况，连续一周，调查结果见表 5－39。

**表 5－39　现场调查 VAP 核心防控措施执行情况**

| 项目 | 调查例数（n） | 未执行例数（n） | 未执行率（%） | 未执行项目构成比（%） | 累积百分比（%） |
|---|---|---|---|---|---|
| 声门下分泌物吸引 | 24 | 15 | 62.5 | 43 | 43 |
| 床头抬高 30°～45° | 146 | 59 | 40.4 | 27.8 | 70.8 |
| 洗必泰口腔冲洗 | 186 | 38 | 20.4 | 14.1 | 84.9 |
| 手卫生 | 474 | 53 | 11.2 | 7.7 | 92.6 |
| 胃残留量监测 | 164 | 12 | 7.3 | 5 | 97.6 |
| 气囊压力监测 | 144 | 5 | 3.5 | 2.4 | 100 |
| 总计 | 1 138 | 182 | 16.3 | 100 | 100 |

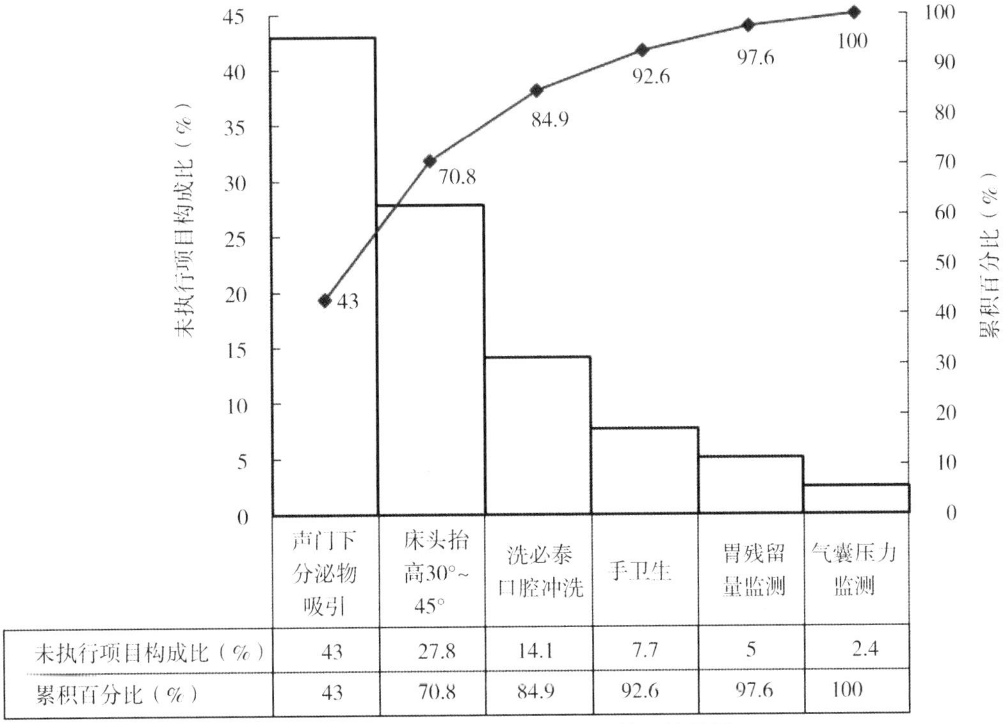


**图 5－21　VAP 核心防控措施执行情况柏拉图**

2. 问卷调查 ICU 护士对 VAP 防控知识的认知情况

专案小组自行设计调查问卷，调查护士对六项 VAP 核心防控措施相关理论知识的认知情况。对 ICU 24 名护理人员进行问卷调查，共发放问卷 24 份，现场回收有效问卷 24 份，调查结果见表 5－40。

**表 5－40　护理人员对 VAP 核心防控措施的认知情况**

| 项目 | 认知正确例数（n） | 认知正确率（%） |
|---|---|---|
| 床头抬高 30°～45° | 24 | 100 |
| 手卫生 | 24 | 100 |

（续上表）

| 项目 | 认知正确例数（$n$） | 认知正确率（%） |
|---|---|---|
| 洗必泰口腔冲洗 | 24 | 100 |
| 声门下分泌物吸引 | 19 | 79.2 |
| 胃残留量监测 | 23 | 95.8 |
| 气囊压力监测 | 18 | 75 |

## 五、目标设定

根据柏拉图分析法的“二八定律”，选定 84.9% 为改善点，前 3 项为专案改善的重点，结合小组成员组内评分（科室新进护理人员较多，预计改善能力为 80%），计算目标值。

目标值 = 现况值 − 改善值

= 现况值 −（现况值 × 改善点 × 小组能力）

= 16.3% −（16.3% ×84.9% ×80%）

≈5.1%

目标设定为至 2014 年 12 月，ICU 护理人员 VAP 核心防控措施执行率从 83.7% 提高到 94.9%。

## 六、原因分析

运用头脑风暴法分析 ICU 护理人员 VAP 核心防控措施执行率低的原因，见图 5－22。

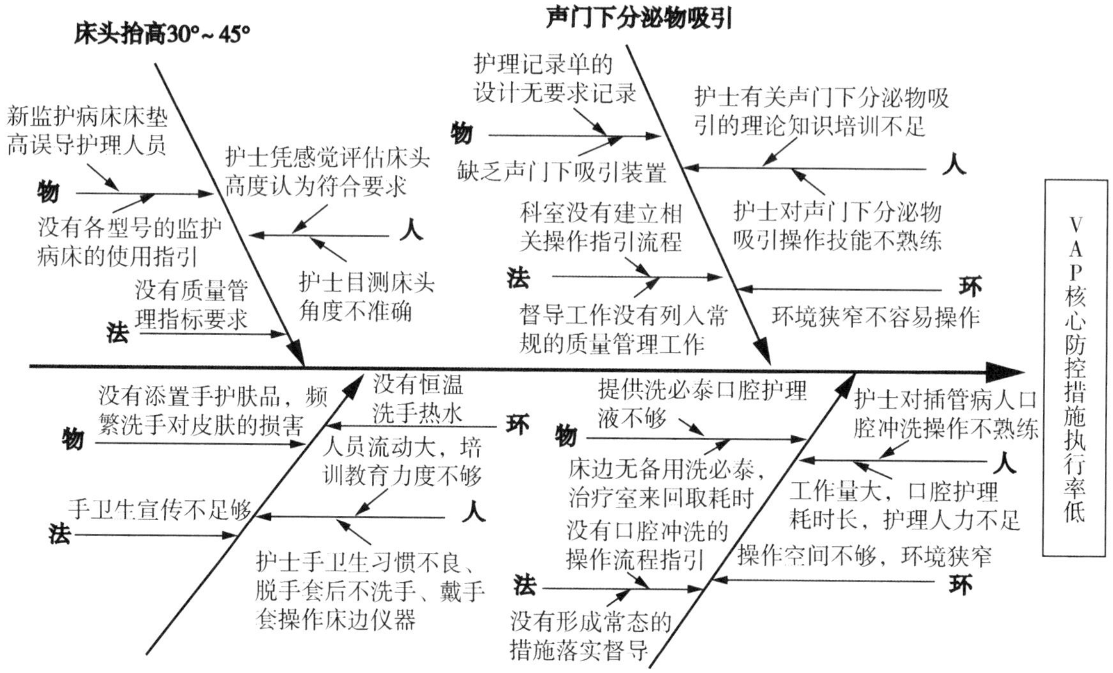


图 5－22　ICU 护理人员 VAP 核心防控措施执行率低特性要因图（鱼骨图）

## 七、要因论证

针对ICU护理人员VAP核心防控措施执行率低的末端原因，进行要因论证，确定主要原因，见表5－41。

**表5－41 专案改善要因确认表**

| 项目 | 末端原因 | 要因确认 | 是否为主要原因 |
| --- | --- | --- | --- |
| 床头抬高30°～45° | 新式病床床垫厚，导致护理人员评估不正确 | 新进病床没有使用指引，未对护士进行培训 | 是 |
| | 没有质量管理要求 | 专科质量管理内容未及时更新 | 是 |
| 洗必泰口腔冲洗 | 护士对经口插管患者口腔冲洗操作不熟练 | 新入职护士培训不足 | 是 |
| | 提供洗必泰口腔护理液不足 | 医生没有及时开医嘱领回 | 否 |
| | 工作量大，口腔护理耗时长，护理人力不足 | 没有根据患者的人数动态、弹性安排护理人力 | 否 |
| | 没有为口插管患者冲洗口腔的操作流程指引 | 科室缺乏操作流程，指引护士工作 | 是 |
| | 没有质量管理要求 | 专科质量管理内容未及时更新 | 是 |
| 声门下分泌物吸引 | 护士缺乏有关声门下分泌物吸引的理论知识 | 科室对护士的专科知识培训不够 | 是 |
| | 护士对声门下分泌物吸引操作技能掌握不好 | 科室对护士无硬性要求，机械通气护理常规无此项要求 | 是 |
| | 缺乏声门下吸引装置 | 科室只有一个持续吸引装置，不能满足需求 | 否 |
| | 科室没有建立相关操作指引流程 | 科室缺乏操作流程指引护士工作 | 是 |
| | 科室没有将该项目列入VAP的防控措施中 | 专科质量管理内容未及时更新 | 是 |
| 手卫生 | 频繁调入人员、学生、进修人员，人员流动性大 | 培训不足 | 否 |
| | 手卫生时机掌握不好，滥用一次性手套，脱手套后不洗手 | 手卫生宣传教育、指导不足 | 是 |

## 八、制定、实施对策

1．针对床头抬高30°～45°执行率低的要因制定对策及措施

表 5－42　床头抬高 30°～45°执行率低的对策实施表

| 项目 | 要因 | 对策 | 目标 | 措施 | 地点 | 责任人 | 完成时间 |
| --- | --- | --- | --- | --- | --- | --- | --- |
| 床头抬高 30°～45° | 新式病床床垫厚，导致护理人员评估不正确 | 调整床头角度的测量方法 | 护士能够正确测量病床床头角度 | 1. 校正病床测量方法<br>2. 指导每一名护士正确测量床头角度 | ICU | 卢××<br>廖×× | 2014 年 6—8 月 |
| | 没有质量管理要求 | 将该项核心措施纳入指标管理 | 该项措施成为机械通气患者护理常规，护士自觉依从 | 1. 将此项措施列入机械通气患者护理常规<br>2. 监护记录单上设计表格式记录，每 4 小时记录一次床头抬高角度<br>3. 监控督导，小组成员每天早晨交班检查床头抬高执行情况，对未达标者予以纠正<br>4. 将此项措施执行情况作为 ICU 专科护理质量指标 | ICU | 卢××<br>张×× | 2014 年 5—7 月 |

2. 针对洗必泰口腔冲洗执行率低的要因制定对策及措施

表 5－43　洗必泰口腔冲洗执行率低的对策实施表

| 项目 | 要因 | 对策 | 目标 | 措施 | 地点 | 责任人 | 完成时间 |
| --- | --- | --- | --- | --- | --- | --- | --- |
| 洗必泰口腔冲洗 | 未建立口腔冲洗的标准操作流程 | 建立口腔冲洗的标准操作流程 | 形成口腔冲洗的标准操作流程，护理人员按标准操作 | 1. 建立口腔冲洗的标准操作流程<br>2. 培训护士，操作考核过关 | ICU | 卢××<br>廖×× | 2014 年 8 月 |
| | 护士对气管插管患者口腔冲洗操作不熟练 | 床边操作指导培训 | 人人考核过关 | 1. 更新气管插管患者口腔护理操作指引<br>2. 培训所有护士，考核护士两周内必须掌握气管插管患者口腔冲洗标准操作流程 | ICU | 卢××<br>廖×× | 2014 年 8 月 |

（续上表）

| 项目 | 要因 | 对策 | 目标 | 措施 | 地点 | 责任人 | 完成时间 |
|---|---|---|---|---|---|---|---|
| 洗必泰口腔冲洗 | 每名气管插管患者的口腔护理需两人合作完成，工作量大，耗时长，护理人力不足 | 根据工作量动态调整人力 | 保证充足的人力 | 制定人力调整的原则：10名以上患者增加辅助护士2名，协助基础护理 | ICU | 卢××<br>廖×× | 2014年8月 |
| | 没有质量管理要求 | 将该项核心措施纳入指标管理 | 该项措施成为机械通气患者护理常规，护士自觉依从 | 1. 将此项目列入机械通气患者护理常规<br>2. 将此项目纳入ICU专科护理质量指标管理 | ICU | 卢××<br>廖×× | 2014年6—12月 |

3. 针对声门下分泌物吸引执行率低的要因制定对策及措施

**表5-44　声门下分泌物吸引执行率低的对策实施表**

| 项目 | 要因 | 对策 | 目标 | 措施 | 地点 | 责任人 | 完成时间 |
|---|---|---|---|---|---|---|---|
| 声门下分泌物吸引 | 护士缺乏有关声门下分泌物吸引的理论知识，相关知识培训不足 | 对护士进行相关专科知识培训 | ICU护理人员掌握相关理论知识 | 1. 以理论授课的方式培训声门下分泌物吸引与VAP、VAP的核心防控和监测理论课程<br>2. 对护士进行VAP核心防控措施理论考核 | ICU | 卢×× | 2014年6—8月 |
| | 科室未建立声门下分泌物吸引标准操作流程 | 建立声门下分泌物吸引标准操作流程 | 形成声门下分泌物吸引标准操作流程 | 1. 建立声门下分泌物吸引的标准操作流程<br>2. 培训护士，掌握声门下分泌物吸引的标准操作流程 | ICU | 卢××<br>廖××<br>张×× | 2014年8月 |

（续上表）

| 项目 | 要因 | 对策 | 目标 | 措施 | 地点 | 责任人 | 完成时间 |
|---|---|---|---|---|---|---|---|
| 声门下分泌物吸引 | 护士对声门下分泌物吸引技能操作不熟练 | 进行专科技能培训 | 护士熟练掌握声门下分泌物吸引技术 | 1. 对护士进行床边操作培训，教会护士声门下分泌物持续吸引和间歇吸引的操作方法<br>2. 对护士进行声门下分泌物吸引技能操作考核，人人过关 | ICU | 卢×× | 2014年7月 |
| | 没有质量管理要求 | 将该项核心措施纳入指标管理 | 该项措施成为机械通气患者护理常规，护士自觉依从 | 1. 将此项目列入机械通气患者护理常规<br>2. 将此项目纳入ICU专科护理质量指标管理 | ICU | 卢×× | 2014年6—12月 |

4．针对手卫生执行率低的要因制定对策及措施

**表5－45　手卫生执行率低的对策实施表**

| 项目 | 要因 | 对策 | 目标 | 措施 | 地点 | 责任人 | 完成时间 |
|---|---|---|---|---|---|---|---|
| 手卫生 | 人员流动性大 | 培训、教育、宣传和督导四管齐下 | 护理人员培训达标率100% | 1. 对每一轮新进护理人员、实习生和进修人员等进行手卫生教育<br>2. 实地考核七步洗手法，人人过关 | ICU | 卢××<br>张××<br>吕××<br>廖×× | 2014年6—8月 |
| | 护士手卫生依从性差 | 科室宣传、教育，强化护理人员手卫生意识 | 提高护理人员手卫生依从性至95%以上 | 1. 在电脑屏保时、工作车上、洗手池旁增加手卫生温馨提示<br>2. 小组成员监督护理人员手卫生执行情况 | ICU | 卢××<br>张××<br>崔×× | 2014年5—7月 |

## 九、效果确认

1. 目标达成情况

改善前 VAP 核心防控措施执行率为 83.7%，设定目标是 94.9%。改善后 VAP 核心防控措施执行率为 94.3%（见图 5-23），距离设定目标稍有差距。分析原因为实施改善活动期间科室新进护士较多，虽进行不断的培训及指导，但因为 VAP 核心防控措施较复杂，新进护士短期内仍然不能熟练掌握。

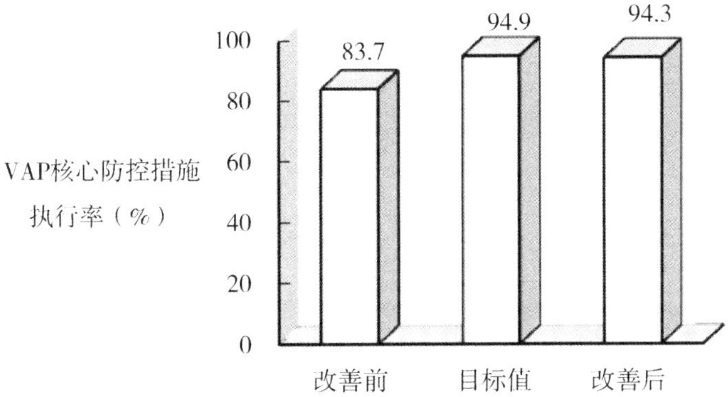


**图 5-23 专案改善前后 VAP 核心防控措施执行率**

2. 专案改善后护士对六项 VAP 核心防控措施执行情况均有提高

**表 5-46 专案改善后 VAP 核心防控措施执行情况**

| 项目 | 调查例数（*n*） | 未执行例数（*n*） | 未执行率（%） |
|---|---|---|---|
| 床头抬高 30°~45° | 260 | 2 | 0.8 |
| 手卫生 | 735 | 44 | 6.0 |
| 洗必泰口腔冲洗 | 504 | 80 | 15.9 |
| 声门下分泌物吸引 | 300 | 100 | 33.3 |
| 胃残留量监测 | 2 600 | 41 | 1.6 |
| 气囊压力监测 | 360 | 5 | 1.4 |
| 合计 | 4 759 | 272 | 5.7* |

说明：带*数据为实施专案改善后 VAP 核心防控措施未执行率。

3. 专案改善前后六项 VAP 核心防控措施执行率前后对比

表 5-47 专案改善前后六项 VAP 核心防控措施执行率（%）

| 项目 | 床头抬高30°~45° | 手卫生 | 声门下分泌物吸引 | 洗必泰口腔冲洗 | 胃残留量监测 | 气囊压力监测 |
|---|---|---|---|---|---|---|
| 改善前 | 60 | 89 | 38 | 80 | 93 | 97 |
| 改善后 | 99 | 94 | 67 | 84 | 98 | 99 |

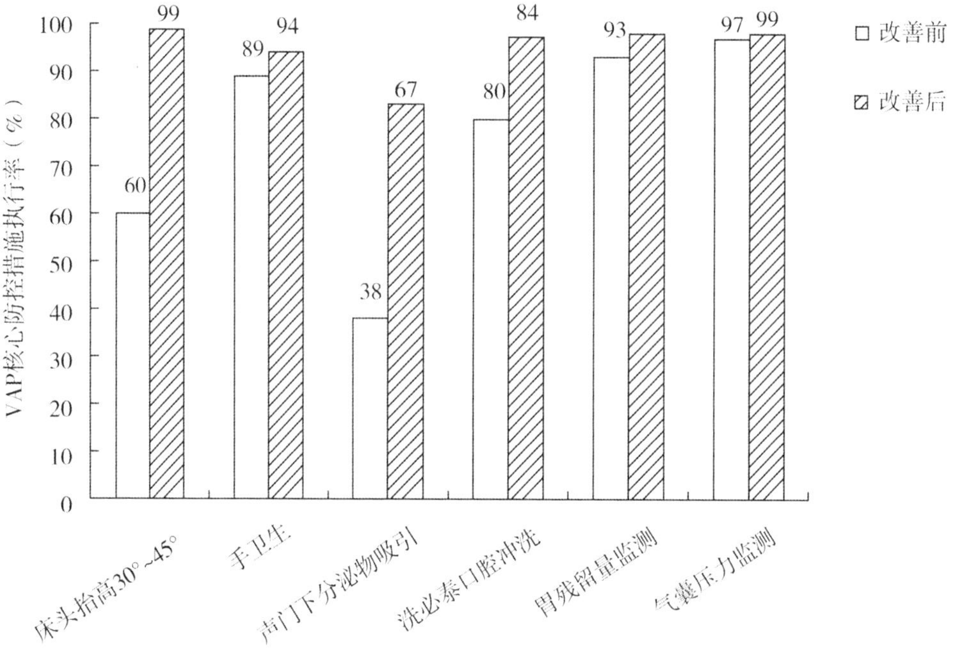


图 5-24 专案改善前后 VAP 核心防控措施执行情况比较

4. 无形效果

通过开展本次护理专案改善活动，ICU 护理人员综合能力有较大提高（具体评价见表 5-48和图 5-25），表现为 ICU 护理人员主动学习意识增强，临床护理过程中，遇到问题能主动查阅相关文献，解决临床问题，改变过去被动学习、被动做事的习惯，学会主动思考为什么做、怎么做的工作方法；ICU 护理人员专科实践能力得到提升，能很好地运用危重症专科护理指标进行质量管理，提高危重患者的护理质量。护理人员预防 VAP 的意识也增强了，能够自觉执行指南的预防措施。此外，通过本次专案改善，团队合作更加紧密，成员之间相互学习，相互帮助，共同进步。

表 5-48 护理人员专案改善前后综合能力评价（$n=24$）

| 项目 | 活动前 | | 活动后 | | 活动成长正/负向 |
|---|---|---|---|---|---|
| | 合计 | 平均 | 合计 | 平均 | |
| 学习主动性 | 66 | 2.8 | 108 | 4.5 | ↑ |
| 团队合作精神 | 78 | 3.3 | 114 | 4.8 | ↑ |
| 专科护理能力 | 62 | 2.6 | 108 | 4.5 | ↑ |
| 预防 VAP 的意识 | 60 | 2.5 | 116.4 | 4.9 | ↑ |

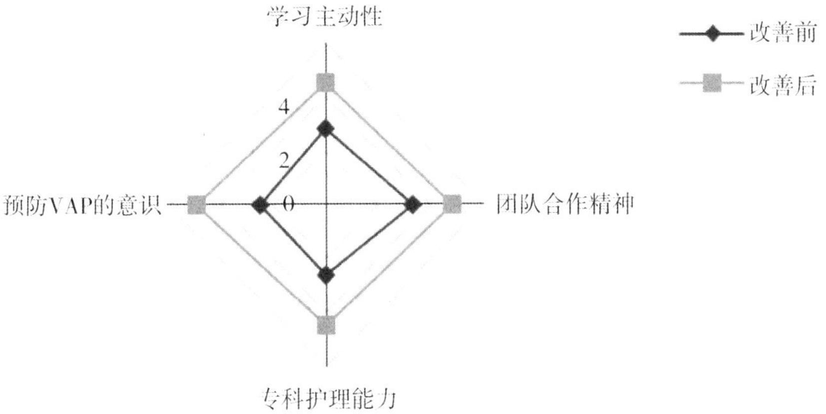


图 5-25 护理专案改善前后综合能力评价雷达图

## 十、标准化

（1）将有效的 VAP 核心防控措施纳入 ICU 预防 VAP 的护理常规中，作为预防机械通气患者 VAP 新增加的护理标准。

（2）将 VAP 核心防控理论知识及护理技能纳入新进 ICU 护理人员的教育训练课程中。将 VAP 的核心防控措施作为 ICU 护士核心能力培训的内容，新进 ICU 护士入科两周内必须进行相关理论及技能培训。

# 案例八　缩短急性缺血性脑卒中患者绿色通道停留时间

急性脑卒中因发病率、致残和致死率高，已经成为中国疾病负担的首位。其中，缺血性脑卒中占急性脑卒中发病率的70% ~80%，而静脉溶栓是治疗急性缺血性脑卒中（Acute Ischemic Stroke，AIS）最有效的方法，且治疗越早，获益越多，而院内延误是阻碍AIS患者静脉溶栓的重要因素，特别是针对发病时间窗内（即从发病到达医院的时间在3.5小时内）到达急诊的患者。患者从到达急诊至开始静脉溶栓的时间（Door to Needle Time，DNT）是评价院内时间延误的指标，也是AIS绿色通道停留时间的指标。建立一套以缩短DNT为目标的快捷有效的急诊护理路径，以最短的时间完成接诊、病情评估、救治、检查及溶栓治疗，对减少AIS患者不能在时间窗内得到紧急有效的救治的例子十分重要。本专案将患者从到达急诊到入住病房的时间定义为AIS患者在绿色通道的停留时间。

## 一、选题理由

急诊科担负着接诊、处理、抢救、转运等系列重要责任，其中护理人员快捷准确的处理和风险防范意识直接关系着病人的生命安危。AIS患者静脉溶栓时间窗为4.5小时，DNT的理想时间是60分钟。目前医院AIS患者在绿色通道的停留时间为82.35±6.62分钟，因此AIS绿色通道停留时间有待缩短。

## 二、成立专案改善活动小组

本专案改善活动小组共9人，1名护士长任组长，聘请卒中救治团队2名成员作为督导，组员6人（由急诊科护理组长担任）。每班护理组长全程负责录入数据的准确性和及时性，由护士长对每班护理组长的数据直接质控。

## 三、活动进度

专案改善活动从2014年1月启动，到2014年12月底完成，预计为期一年，专案改善活动进度见表5-49。

**表5-49　专案改善活动进度表**

| 活动项目 | 第一季度 | | | 第二季度 | | | 第三季度 | | | 第四季度 | | | 主要执行人 |
|---|---|---|---|---|---|---|---|---|---|---|---|---|---|
| | 1月 | 2月 | 3月 | 4月 | 5月 | 6月 | 7月 | 8月 | 9月 | 10月 | 11月 | 12月 | |
| 主题选定 | → | → | | | | | | | | | | | 朱×× |
| 回顾性调查收集资料 | | → | → | | | | | | | | | | 付×× |
| 目标设定 | | | | → | | | | | | | | | 付×× |
| 原因分析 | | | | → | → | | | | | | | | 谭×× |
| 制定对策 | | | | → | → | → | → | | | | | | 王×× |

（续上表）

| 活动项目 | 第一季度 | | | 第二季度 | | | 第三季度 | | | 第四季度 | | | 主要执行人 |
|---|---|---|---|---|---|---|---|---|---|---|---|---|---|
| | 1月 | 2月 | 3月 | 4月 | 5月 | 6月 | 7月 | 8月 | 9月 | 10月 | 11月 | 12月 | |
| 实施对策 | | | | | | | - - - → <br> ——→ | - - - → <br> ——→ | - - - → <br> ——→ | - - - → <br> ——→ | - - - → <br> ——→ | - - - → <br> ——→ | 杨×× |
| 效果检查 | | | | | | | | | | | - - - → <br> ——→ | - - - → <br> ——→ | 谭×× |
| 巩固措施 | | | | | | | | | | - - - → <br> ——→ | - - - → <br> ——→ | - - - → <br> ——→ | 朱×× |
| 总结资料 | | | | | | | | | | | | - - - → <br> ——→ | 付×× |
| 成果发布 | | | | | | | | | | | | - - - → <br> ——→ | 付×× |

（注：虚线箭头表示预期的时间进度，实线箭头表示实际的时间进度）

## 四、现状调查

现行的救治程序：护士分诊—患者入抢救室—通知急诊内科医生—急诊内科医生问诊、护士测量生命体征开通静脉通道—通知神经内科医生、开 CT 等各项单据（有时等 CT 结果后再通知神经内科医生）—家属交费—神经内科医生 10 分钟内到位—问诊、等 CT 单交费后送 CT—根据 CT 口头报告结果是否收住院—住院后溶栓，AIS 患者绿色通道时间各阶段平均时间统计见表 5－50。

**表 5－50　AIS 患者绿色通道时间各阶段平均时间统计**

| 救治阶段 | 平均需要时间 | 存在问题 |
|---|---|---|
| 患者到达急诊室到通知神经内科医生 | 15′48″ | 护士没有按照“FAST 评估”分级分诊 |
| 医生开立医嘱到送患者 CT 检查 | 22′12″ | 1. 等待医嘱执行护理措施<br>2. 患者来诊第一时间未激活卒中救治团队<br>3. 未主动预约 CT |
| 开始 CT 检查到获取 CT 结果、血液报告 | 24′54″ | 未主动追踪结果 |
| CT 结果到患者到达病房 | 20′21″ | |
| AIS 患者在绿色通道停留时间 | 83′15″ | |

## 五、目标设定

目标为指令性目标，将现行的国内外统一的标准“DNT 控制在 60 分钟内”，作为此次专案改善的目标，即 AIS 绿色通道停留时间小于 60 分钟。

## 六、原因分析

运用头脑风暴法分析 AIS 患者绿色通道时间延误的原因，见图 5－26。

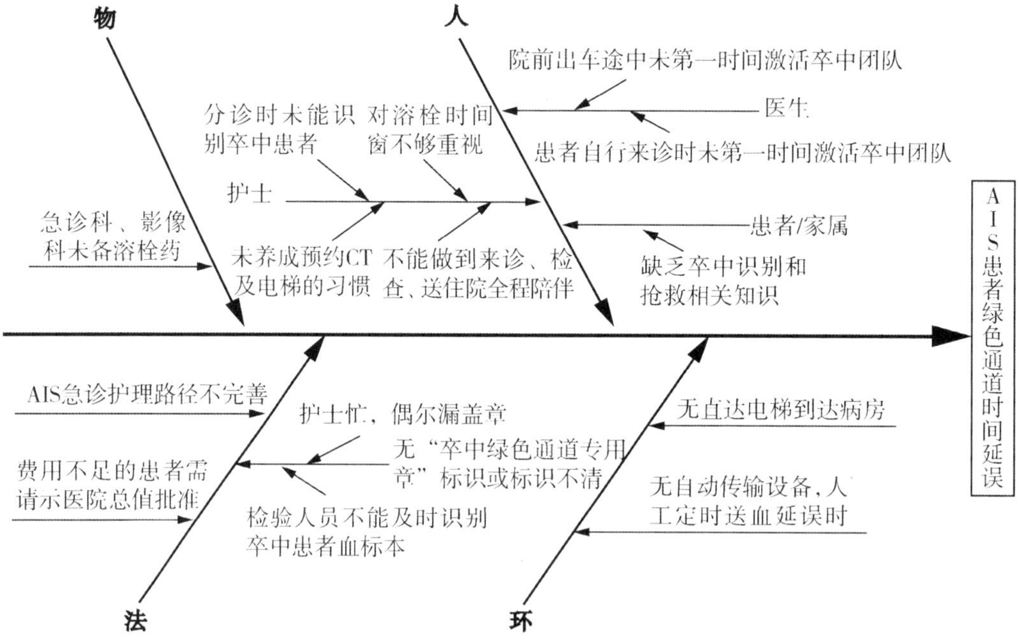


图 5－26　AIS 患者绿色通道时间延误特性要因图（鱼骨图）

## 七、要因论证

针对 AIS 患者绿色通道时间延误的末端原因，进行要因论证，确定主要原因，见表 5－51。

表 5－51　AIS 患者绿色通道时间延误要因确认表

| 序号 | 末端原因 | 要因确认 | 是否为主要原因 |
|---|---|---|---|
| 1 | 护士分诊时未能识别卒中患者 | 培训不足 | 是 |
| 2 | 护士对溶栓时间窗不够重视 | 培训不足 | 是 |
| 3 | 护士未能养成预约 CT 及电梯的习惯 | 意识不足 | 是 |
| 4 | 护士不能做到患者来诊、检查、送住院全程陪伴 | 护理人力不足 | 否 |
| 5 | 医生院前、院内接诊患者未第一时间激活卒中团队 | 未将第一时间激活卒中团队纳入诊疗规范 | 是 |
| 6 | 急诊科及 CT 室未备溶栓药 | RT－PA 价格较贵、需要冷藏 | 否 |
| 7 | AIS 急诊护理路径不完善 | 科室有危重患者护理路径，但无针对 AIS 的急诊护理路径 | 是 |

（续上表）

| 序号 | 末端原因 | 要因确认 | 是否为主要原因 |
|---|---|---|---|
| 8 | 费用不足的患者需请示医院总值批准 | 医院制度规定 | 否 |
| 9 | 护士在单据上偶尔漏盖“卒中绿色通道专用章” | 护士工作忙 | 否 |
| 10 | 检验人员不能及时识别卒中患者血标本 | 科室间缺乏沟通 | 是 |
| 11 | 人工送血延时 | 医院无标本自动传输设备 | 否 |
| 12 | 无直达电梯到达病房 | 医院基建功能缺陷 | 否 |

## 八、制定、实施对策

（1）制定完善的 AIS 急诊护理路径，见图 5－27。

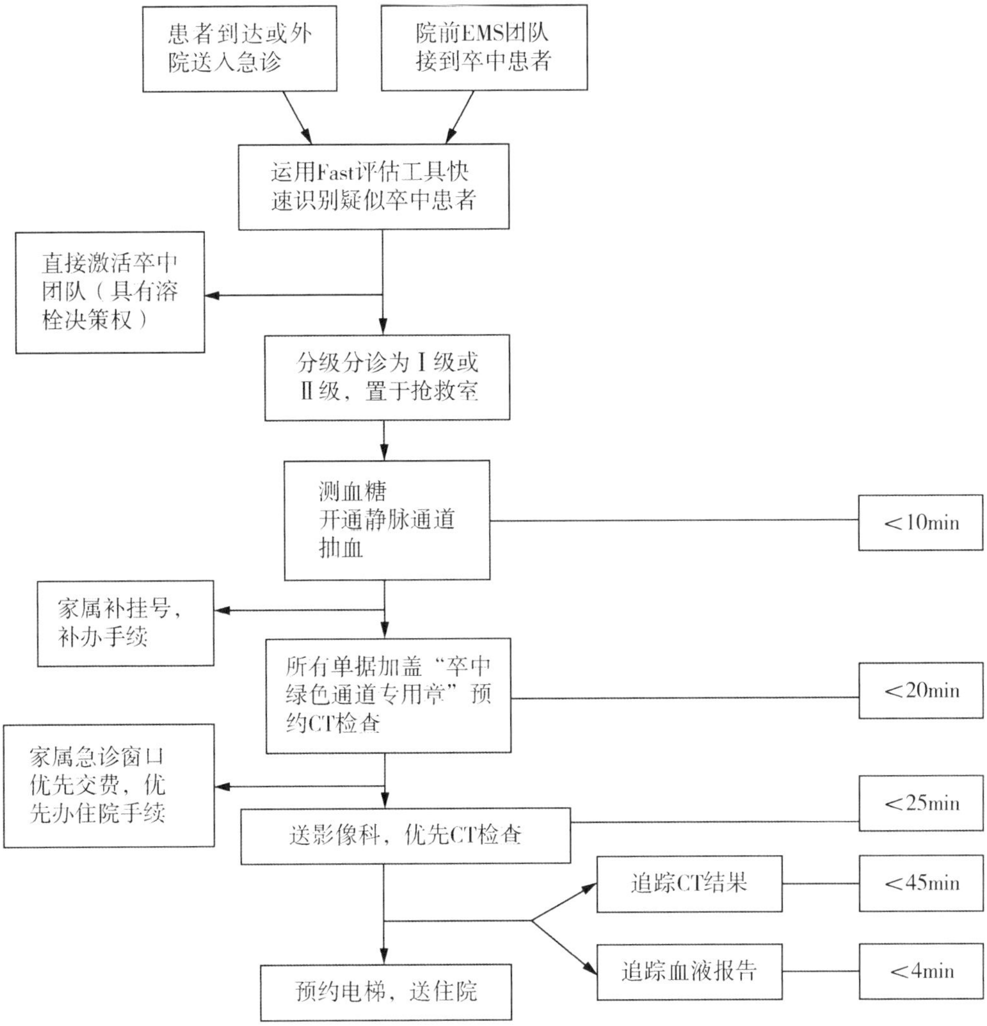


**图 5－27　AIS 急诊护理路径**

（2）全员培训，并让医生、护士、担架员、司机等相关人员掌握以下内容：

①卒中临床表现、救治知识。

②国内外 AIS 患者静脉溶栓现状。

③如何实施 AIS 急诊护理路径。

（3）运用 FAST 评估，快速识别 AIS 患者。

F（face）：您（他）是否能够微笑？是否感觉一侧面部无力或者麻木？

A（arm）：您（他）能顺利举起双手吗？是否感觉一只手没有力气或根本无法抬起？

S（speech）：您（他）能流利对答吗？是否说话困难或言语含糊不清？

T（time）：如果上述三项有一项存在，请您立即拨打急救电话 120。

（4）院前出车途中，由出诊医生或护士激活卒中救治团队。

（5）所有交费单加盖“卒中绿色通道专用章”，急诊窗口优先交费，优于其他危重患者。

（6）口头确认开据 CT 单后，预约 CT，医护共同护送。

（7）AIS 患者抽血后，立刻送检，并与检验科工作人员做好交接。

（8）抢救室 1 号床位相对固定为“卒中抢救床位”。

（9）抢救室和影像科置有溶栓箱，溶栓箱内有溶栓同意书、卒中绿色通道表格、溶栓标准操作流程。

（10）数据收集。

采用自制表格收集各时间点，包括患者发病时间、来诊时间、测血糖时间、开通静脉时间、通知神经内科医生时间、神经内科医生到达床旁时间、开 CT 单时间、送 CT 单时间、CT 检查报告或口头报告时间、血液报告时间、送达病房时间及溶栓时间等。

## 九、效果确认

（1）AIS 绿色通道平均停留时间缩短到 66′42″。虽然没有达到最终目标，但有显著进步。

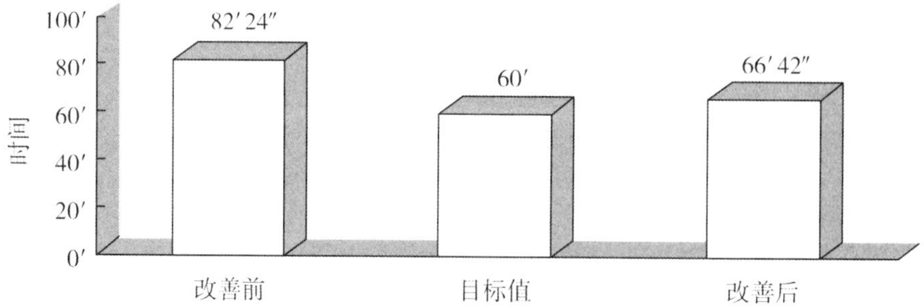


**图 5－28　实施专案改善前后 AIS 患者绿色通道平均停留时间比较**

（2）静脉溶栓患者绿色通道各阶段时间缩短。

**表 5－52 实施专案改善前后 AIS 患者绿色通道各阶段平均停留时间情况**

| 救治阶段 | 改善前平均停留时间 | 改善后平均停留时间 |
|---|---|---|
| 患者到达急诊室到通知专科医生 | 15′48″ | 11′18″ |
| 医嘱开出到送患者 CT 检查 | 22′12″ | 17′24″ |
| CT 检查到获取报告 | 24′54″ | 22′ |
| 获取报告到患者到达病房 | 20′21″ | 16′ |
| AIS 患者在绿色通道停留时间 | 83′15″ | 66′42″ |

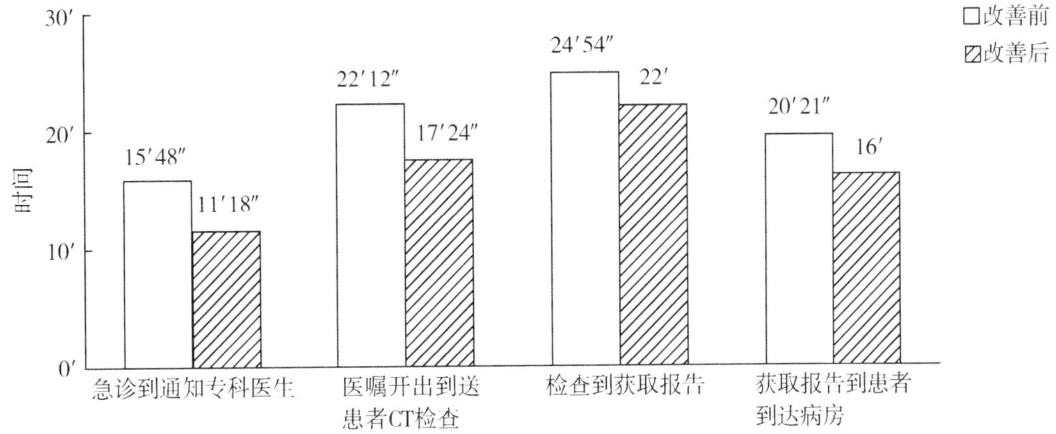


**图 5－29 实施专案改善前后 AIS 患者绿色通道各阶段平均停留时间比较**

## 十、标准化

（1）将有时间节点的 AIS 急诊护理路径进行标准化，形成标准操作流程。

（2）将 AIS 急诊标准操作流程作为急诊科护士核心能力规范化培训的一部分。

# 案例九　提高足月顺产儿母婴皮肤早接触率

世界卫生组织倡导回归母乳喂养，提倡母婴皮肤早接触、早吸吮。过去新生儿护理常规为先断脐、吸痰、穿衣保暖等处理后，再与母亲进行皮肤接触。近年来国内外研究表明新生儿出生后立即进行母婴皮肤早接触，再行断脐、穿衣保暖等可减少新生儿低体温的发生，提高首次母乳喂养成功率，降低新生儿应激反应，使新生儿处于安静舒适的状态，并可促进产妇子宫收缩，减少产后出血。

## 一、选题理由

我国卫生部颁发的《爱婴医院管理监督指南》中指出“至少80%的新生儿在生后半小时内（最好是立即）进行母子皮肤的接触并进行早吸吮”。母婴皮肤早接触率是《爱婴医院标准》、广州市产科质量检查质控指标之一。以往本产科母婴皮肤早接触率在85%～90%，但推行新的母婴皮肤早接触方法（即出生后立即进行母婴皮肤早接触，再行断脐、穿衣保暖等）6个月以来，母婴皮肤早接触率达不到80%，因此本产科开展“提高足月顺产儿母婴皮肤早接触率”的护理专案改善活动，以达到产科质量要求。

## 二、成立专案改善活动小组

由科内10名助产士组成专案改善活动小组，其中1名主管护师担任组长负责督导，1名护师担任副组长。小组分析讨论并制定改善方法与步骤，制订培训计划、内容，负责专案改善措施的落实。

## 三、活动进度

本专案改善活动从2013年5月开始实施，预计2013年12月完成。专案改善活动进度见表5－53。

**表5－53　专案改善活动进度表**

| 活动项目 | 第二季度 | | 第三季度 | | | 第四季度 | | | 主要执行人 |
|---|---|---|---|---|---|---|---|---|---|
| | 5月 | 6月 | 7月 | 8月 | 9月 | 10月 | 11月 | 12月 | |
| 主题选定 | ⇢<br>→ | | | | | | | | 赖×× |
| 收集资料 | ⇢<br>→ | ⇢<br>→ | | | | | | | 林××<br>梁×× |
| 目标设定 | | ⇢<br>→ | | | | | | | 冯×× |
| 原因分析 | | ⇢<br>→ | | | | | | | 程×× |
| 制定对策 | | ⇢<br>→ | | | | | | | 左××<br>陈×× |
| 实施对策 | | ⇢<br>→ | ⇢<br>→ | ⇢<br>→ | ⇢<br>→ | | | | 左×× |

（续上表）

| 活动项目 | 第二季度 | | 第三季度 | | | 第四季度 | | | 主要执行人 |
|---|---|---|---|---|---|---|---|---|---|
| | 5月 | 6月 | 7月 | 8月 | 9月 | 10月 | 11月 | 12月 | |
| 效果检查 | | | | | | ⇢<br>→ | ⇢<br>→ | | 左××<br>赖×× |
| 巩固措施 | | | | | | ⇢<br>→ | ⇢<br>→ | | 左××<br>林×× |
| 总结资料 | | | | | | ⇢<br>→ | ⇢<br>→ | ⇢<br>→ | 梁×× |
| 成果发布 | | | | | | | | ⇢<br>→ | 陈×× |

（注：虚线箭头表示预期的时间进度，实线箭头表示实际的时间进度）

## 四、现状调查

根据既往产科分娩登记本的记录，回顾性分析收集资料，2013 年 1—4 月本科足月顺产儿共450 例，立即进行母婴接触的顺产儿有 250 例，母婴皮肤早接触率为 55. 6%。其中 1 月足月顺产儿有 113 例，母婴皮肤早接触有 72 例，早接触率为 63. 7%；2 月足月顺产儿有 101 例，母婴皮肤早接触有 49 例，早接触率为 48. 5%；3 月足月顺产儿有 126 例，母婴皮肤早接触有 68 例，早接触率为 54. 0%；4 月足月顺产儿有 110 例，母婴皮肤早接触有 61 例，早接触率为 55. 5%。2013 年 1—4 月足月顺产儿和母婴皮肤早接触变化趋势见图 5 – 30。

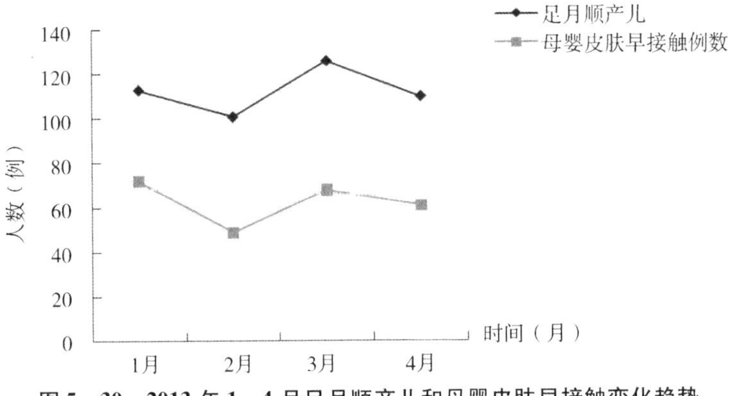


**图 5 – 30　2013 年 1—4 月足月顺产儿和母婴皮肤早接触变化趋势**

## 五、目标设定

根据标杆学习法，卫生部颁发的《爱婴医院管理监督指南》中指出“至少 80% 的新生儿在生后半小时内（最好是立即）进行母子皮肤的接触并进行早吸吮”。《爱婴医院标准》、广州市产科质量检查的质控指标要求母婴皮肤早接触率大于 80%。故将本专案改善活动目标设定为至 2013 年 12 月底，足月顺产儿立即进行母婴皮肤早接触率达到 80%。

## 六、原因分析

运用头脑风暴法分析足月顺产儿立即进行母婴皮肤早接触率低的原因，见图 5－31。

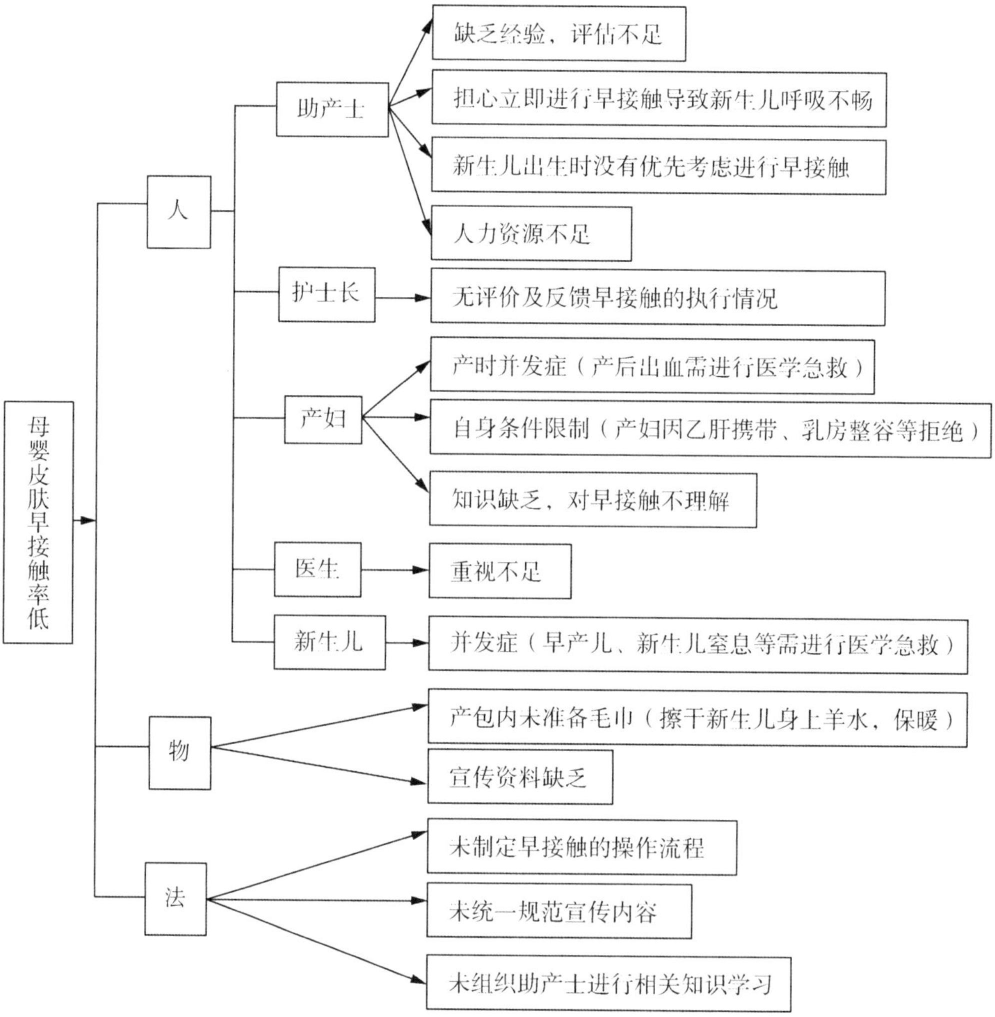


图 5－31　母婴皮肤早接触率低的原因（树图）

## 七、要因论证

针对母婴皮肤早接触率低的末端原因，进行要因论证，确定主要原因，见表 5－54。

表 5－54　专案改善要因确认表

| 序号 | 末端原因 | 要因确认 | 是否为主要原因 |
|---|---|---|---|
| 1 | 助产士意识不足 | 助产士对早接触的相关知识缺乏 | 是 |

（续上表）

| 序号 | 末端原因 | 要因确认 | 是否为主要原因 |
|---|---|---|---|
| 2 | 助产士信心不足 | 低年资助产士接产经验不足 | 否 |
| 3 | 对孕产妇的健康教育未得到产妇的配合 | 助产士健康教育讲解不清楚 | 是 |
| 4 | 物品准备不充分 | 产包内未配备毛巾 | 否 |
| 5 | 皮肤早接触宣传资料不完善 | 无统一宣教资料 | 是 |
| 6 | 产妇自身条件受限 | 特殊情况（乙肝携带、乳房整容等） | 否 |
| 7 | 并发症的发生导致皮肤早接触操作中断 | 产妇及新生儿在产时的并发症导致不能进行早接触 | 否 |
| 8 | 缺乏操作指引流程 | 无规范流程 | 是 |
| 9 | 未落实执行情况 | 无专人定期检查落实执行情况并反馈 | 是 |
| 10 | 未组织助产士进行相关知识的学习 | 未全员培训 | 是 |
| 11 | 人力资源不足 | 无固定巡回助产士配合导乐助产士进行早接触 | 是 |
| 12 | 医生重视不足 | 医生对分娩后立即进行早接触相关知识不了解 | 否 |

## 八、制定、实施对策

针对确定的主要原因，制作专案改善活动对策实施表，见表5－55。

**表5－55　专案改善活动对策实施表**

| 序号 | 要因 | 对策 | 目标 | 措施 | 地点 | 完成时间 | 负责人 |
|---|---|---|---|---|---|---|---|
| 1 | 人力不足 | 增加助产士 | 每班配备合适的助产士人数 | 1. 护士长向上级反映人力不足的原因及需增加人力的重要性<br>2. 按照产房床护比标配，申请增加助产士2～3人 | 本科室 | 2013年6—8月 | 赖×× |
| 2 | 没有培训助产士，观念不强 | 对助产士进行足月顺产母婴皮肤早接触相关知识和操作培训，帮助助产士改变观念 | 1. 对助产士知识和操作培训率达到100%<br>2. 助产士知识和操作掌握率达90% | 1. 组织助产士进行业务学习，每年培训两次，转变观念，重视早接触的重要性<br>2. 导师负责制：由高级责任护士担任导师，负责自己所带教的新入职护士理论与操作培训及考核<br>3. 培训内容：解读WHO“正常分娩守则”；早接触的好处与时机；如何正确进行早接触；早接触宣教；早接触的注意事项等 | 本科室 | 2013年6月 | 左×× |

（续上表）

| 序号 | 要因 | 对策 | 目标 | 措施 | 地点 | 完成时间 | 负责人 |
|---|---|---|---|---|---|---|---|
| 3 | 缺乏顺产母婴皮肤早接触的标准操作流程 | 制定母婴皮肤早接触标准操作流程 | 建立符合工作实际的流程 | 规范操作流程：<br>第一步室温控制：室温控制遵照WHO推荐的新生儿出生的环境温度25℃<br>第二步预热毛巾：接生前，将产包内毛巾放置于开启的新生儿辐射台上预热，以供新生儿保暖及用于擦干羊水，以便产妇扶住新生儿<br>第三步清洁皮肤：另备一条毛巾清洁产妇胸部皮肤及擦汗，以便行早接触<br>第四步进行早接触：指导产妇扶住新生儿进行脸贴脸、胸贴胸的皮肤早接触，护士巡回，注意新生儿安全，避免滑脱 | 产房 | 2013年6—7月 | 陈×× |
| 4 | 对孕产妇宣教不足 | 加强宣教 | 对孕妇进行宣教，宣教率达100% | 1．宣教时机<br>（1）孕妇学校：每周五上午开课，每月有一节课的内容包含早接触<br>（2）产前入院宣教：对怀孕28周以上的孕妇无论有无接受过宣教，均应告知早接触的好处、重要性及如何进行早接触<br>（3）产时宣教：孕妇入产房后，助产士征求孕产妇及家属意见，询问孕产妇是否接受早接触，告知孕妇如何进行早接触，再由助产士进行宣教<br>2．宣教内容<br>征求孕妇及家属意见，鼓励准爸爸参与陪伴分娩，降低产妇的恐惧心理；告知早接触的好处、重要性，如何进行早接触，早接触的注意事项；产妇及准爸爸配合助产士进行母婴皮肤早接触，使其尽早进入父母亲的角色 | 本科室 | 2013年6—9月 | 林×× |

（续上表）

| 序号 | 要因 | 对策 | 目标 | 措施 | 地点 | 完成时间 | 负责人 |
|---|---|---|---|---|---|---|---|
| 5 | 对执行情况质控力度不足 | 组长负责检查执行情况有无落实及效果评价 | 落实执行情况并反馈 | 1. 助产士每次进行早接触时给予协助，并及时记录<br>2. 组长评价产房母婴皮肤早接触执行情况，有无落实到位，每月检查记录汇总<br>3. 组长定期收集助产士、医生、产妇对实施母婴皮肤早接触的反馈意见及效果评价 | 产房 | 2013 年 6—9 月 | 赖×× |

## 九、效果确认

1. 实施改进措施后足月顺产儿母婴皮肤早接触执行情况

统计 2013 年 9—12 月足月顺产儿母婴皮肤早接触执行情况的数据，从图 5－32 可以看出，足月顺产儿母婴皮肤早接触率逐渐上升，至 2013 年 12 月上升至 91.1%，效果显著。

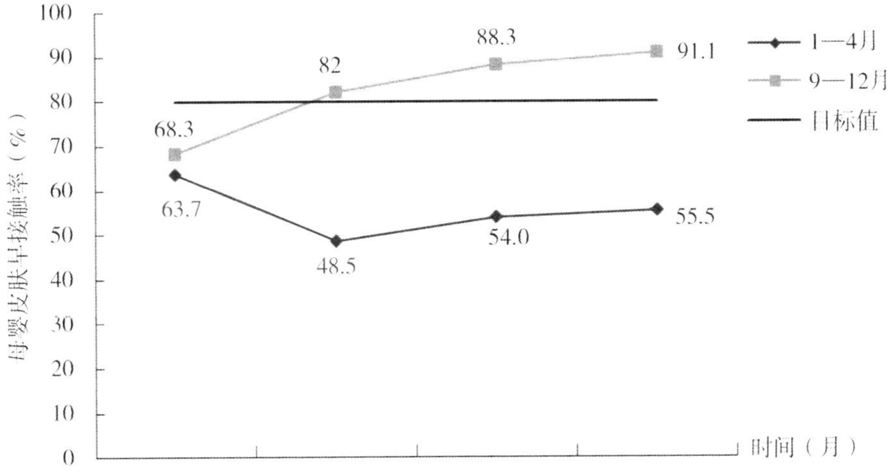


**图 5－32　专案改善前后足月顺产儿母婴皮肤早接触率比较**

2. 专案改善前后足月顺产儿母婴皮肤早接触率及目标值对照

将改善前的足月顺产儿母婴皮肤早接触率 55.5% 与目标值 80% 及改善后的母婴皮肤早接触率 91.1% 相比较，增幅为 35.6%，目标达成率为 145%，进步率为 64%。计算如下：

目标达成率 =（改善后 - 改善前）/（目标值 - 改善前）×100%

=（91.1 - 55.5）/（80 - 55.5）×100%

≈ 145%

目标进步率 = （改善后 - 改善前）/ 改善前 ×100%

= （91.1 - 55.5）/55.5 ×100%

≈ 64%

## 十、标准化

（1）将母婴皮肤早接触纳入第四产程观察与监护的护理常规中。

（2）将母婴皮肤早接触率纳入本院助产专科质量指标中。

（3）将母婴皮肤早接触培训课程纳入低年资或新入职护士的核心能力培训计划中。

# 案例十　降低对比剂外渗发生率

对比剂（contrast media）又称造影剂，是为了增强影像观察效果而注入（或服用到）人体组织或器官的化学制品。为了提高病变的检出率和诊断的准确率，对比剂是在影像学增强扫描检查中不可或缺的显影剂。对比剂是应用高压注射器通过外周静脉快速推注，因此注射压力大，容易导致对比剂外渗。对比剂外渗是影像增强扫描检查中的常见并发症之一，据国内外文献报道，对比剂外渗发生率为0.2%～0.9%。

## 一、选题理由

影像科2013年上半年对比剂外渗发生9例，其中2例因无法接受对比剂外渗导致的肿胀和疼痛引发不满而投诉；1例对比剂强化作用减弱，需重新增强，额外增加患者辐射量和医疗费用支出。

对比剂具有高浓度、高渗透压和高粘稠度等理化特性，一旦渗漏静脉血管外，轻者导致局部组织肿胀、疼痛；严重者可发生皮肤坏死、溃疡，甚至导致筋膜间隔综合征。

鉴于此，影像科确定2013年专案改善的主题为“降低对比剂外渗发生率”，希望通过此专案改善活动降低对比剂外渗的发生率，提高患者对护理服务的满意度。

## 二、成立专案改善活动小组

成立专案改善活动小组，小组成员均为影像科护士，共7人。组长由护士长担任，另设副组长1名，为主管护师；组员5名，其中主管护师2名，护师2名，护士1名。

## 三、活动进度

**表5－56　专案改善活动进度表**

| 活动项目 | 2013年 | | | | | | | 主要执行人 |
|---|---|---|---|---|---|---|---|---|
| | 6月 | 7月 | 8月 | 9月 | 10月 | 11月 | 12月 | |
| 主题选定 | → | | | | | | | 组长 |
| 收集资料 | → | | | | | | | 梁××<br>杨×× |
| 目标设定 | | → | | | | | | 全体组员 |
| 原因分析 | | → | | | | | | 全体组员 |
| 制度对策 | | → | → | | | | | 组长<br>副组长 |
| 实施对策 | | → | → | → | → | → | | 全体组员 |
| 效果评价 | | | | | | → | | 组长<br>副组长 |

（续上表）

| 活动项目 | 2013 年 | | | | | | | 主要执行人 |
|---|---|---|---|---|---|---|---|---|
| | 6 月 | 7 月 | 8 月 | 9 月 | 10 月 | 11 月 | 12 月 | |
| 巩固措施 | | | | | | → | → | 全体组员 |
| 标准化 | | | | | | → | → | 组长 |
| 成果发布 | | | | | | | → | 组长 |

## 四、现状调查

1．对比剂外渗发生情况

2013 年上半年本科 CT 增强扫描检查共 5 136 例，其中，发生对比剂外渗共 11 例，对比剂外渗发生率为 0.21%。11 例对比剂外渗患者中，男 5 例，女 6 例，年龄 53～86 岁，平均 65.2±8.5 岁，其中化疗患者 6 例、糖尿病患者 3 例、血液病患者 1 例、肥胖患者 1 例。

2．对比剂外渗的相关因素调查

**表 5－57　发生对比剂外渗的相关因素分析**

| 影响因素 | 发生例数（$n$） | 构成比（%） |
|---|---|---|
| 注射部位 | | |
| 拇指静脉 | 2 | 18.18 |
| 手背静脉 | 3 | 27.27 |
| 前臂静脉 | 5 | 45.45 |
| 肘部静脉 | 1 | 9.09 |
| 留置针型号（GA）/流速（mL/sec） | | |
| 22/4 | 5 | 45.45 |
| 22/3 | 5 | 45.45 |
| 20/7 | 1 | 9.09 |

## 五、目标设定

根据现状调查的外渗相关因素，本专案改善目标设定采用问题点解释法。外渗相关因素存在三个问题，选择不合适部位的血管占 50%，选择留置针与注射速率不相匹配占 20%，其他因素占 30%，故改善点即改善值为 70%，所以目标设定为：

目标值＝现况值－（现况值×改善值）

＝0.21%－（0.21%×70%）

＝0.063%

故把本专案改善目标设定为≤0.06%。

## 六、原因分析

运用头脑风暴法分析对比剂外渗的原因，见图5－33。

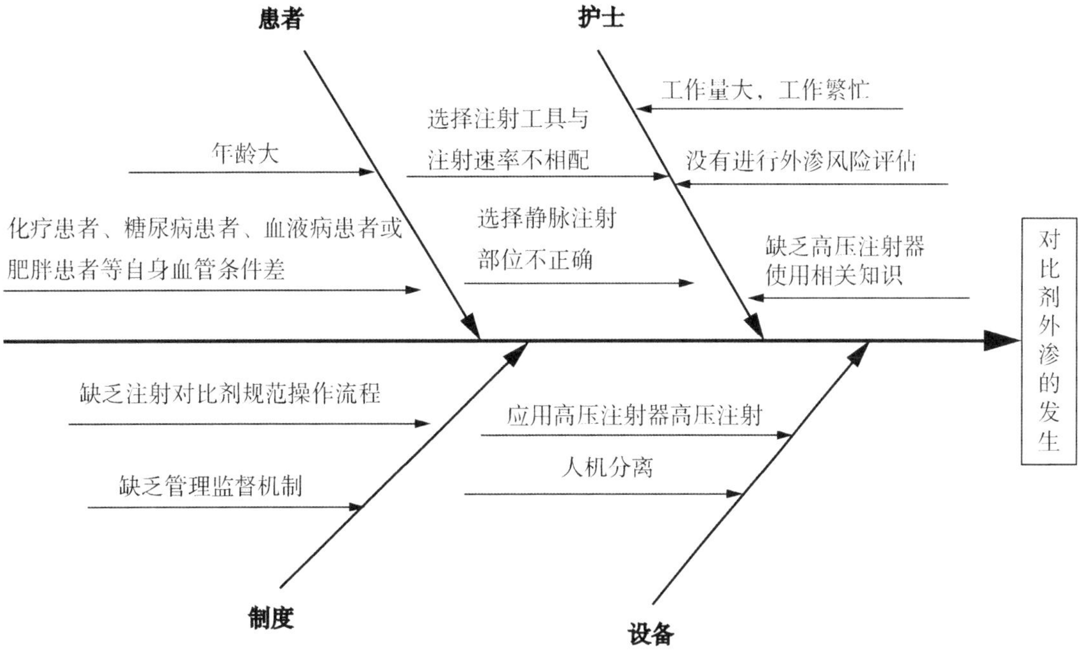


图5－33 对比剂外渗原因分析（鱼骨图）

## 七、要因论证

针对对比剂外渗的末端原因，进行要因论证，确定主要原因，见表5－58。

表5－58 对比剂外渗发生的要因

| 序号 | 末端原因 | 要因确认 | 是否为主要原因 |
|---|---|---|---|
| 1 | 护士没有对患者进行对比剂外渗风险评估 | 护士缺乏主动静脉治疗理念，培训不足 | 是 |
| 2 | 工作量大，工作繁忙 | 人力资源不足 | 否 |
| 3 | 选择静脉注射部位不正确 | 注射对比剂操作流程没有更新 | 是 |
| 4 | 选择留置针型号与注射速率不相配 | 注射对比剂操作流程没有更新 | 是 |
| 5 | 患者自身血管条件差 | 患者自身病情及治疗导致 | 否 |
| 6 | 应用高压注射器高压注射 | 治疗技术要求 | 否 |
| 7 | 缺乏注射对比剂规范操作流程 | 没有建立注射对比剂标准操作流程 | 是 |

## 八、制定、实施对策

活动小组通过现状分析并从鱼骨图中选出对比剂外渗的主要原因，讨论得出科室目前所呈现的问题，制定改善对比剂外渗发生的预防管理对策与实施方案，见表5－59。

表5－59　降低对比剂外渗发生率的实施对策

| 序号 | 要因 | 对策 | 目标 | 措施 | 负责人 | 完成时间 |
|---|---|---|---|---|---|---|
| 1 | 护士培训不足，缺乏对比剂外渗的相关知识，评估对比剂外渗意识不足 | 对护士进行对比剂外渗理论知识和技能培训 | 1. 对护士的对比剂外渗理论知识和操作培训率达到100%<br>2. 护士对知识和操作掌握率为90%以上<br>3. 评估对比剂外渗意识增强 | 1. 培训内容为“血管的评估与留置针的选择”“高压注射器的原理与使用”和“对比剂外渗的观察与护理”等<br>2. 每天在工作中结合实例不断强化和进行技能培训 | 组长 | 2013年7月 |
| 2 | 选择血管与留置针型号不恰当 | 规范增强扫描前正确选择血管和留置针型号 | 1. 护士能正确选择血管<br>2. 护士能根据检查项目所需的注射流速选择相匹配型号的留置针 | 1. 正确选择血管，由原来手背或前臂的血管改选为粗、大、直、弹性好的血管，要求首选肘部贵要静脉、肘正中静脉、头静脉或桡静脉<br>2. 指导正确选择与注射流速相匹配的合适型号的留置针，流速小于4mL/s，留置针型号为22GA；流速为4～5mL/s，留置针型号为20GA；流速为6～7mL/s，留置针型号为18GA | 组长 | 2013年7月 |

（续上表）

| 序号 | 要因 | 对策 | 目标 | 措施 | 负责人 | 完成时间 |
|---|---|---|---|---|---|---|
| 3 | 缺乏注射对比剂规范操作流程 | 制定注射对比剂的标准操作流程及实施规范 | 掌握应用高压注射器，特别是压力变化曲线图；护士能按照注射对比剂标准操作流程实施操作 | 1. 制定注射对比剂的标准操作流程：①正确选择血管和与流速相匹配的留置针型号；②通过将对比剂预热至37℃、注射对比剂前预注射盐水20mL和观察实时压力变化曲线，进行对比剂外渗预测<br>2. 制定对比剂外渗的应急护理指引、对比剂外渗登记表记录外渗与处理情况和对比剂外渗随访与护理制度等<br>3. 监督护士按照标准操作流程进行操作 | 组长 | 2013年7—11月 |

## 九、效果确认

专案改善后，于2013年7—12月CT增强扫描检查共5 830例，其中，发生对比剂外渗2例，对比剂外渗发生率为0.03%。2例外渗及时给予处理，患者及家属表示理解，没有投诉。专案改善后外渗发生率比上半年下降0.18%，达到设定目标。

**表5-60 改善前后对比剂外渗发生率对照**

| 组别 | 增强例数（n） | 外渗例数（n） | 外渗发生率（%） |
|---|---|---|---|
| 2013年1—6月 | 5 136 | 11 | 0.21 |
| 2013年7—12月 | 5 830 | 2 | 0.03 |

## 十、标准化

降低对比剂外渗发生率措施标准化：

（1）将降低对比剂外渗发生率的有效改善措施标准化，纳入影像学专科护理技术规范中。注射对比剂标准操作流程如下：①正确评估及选择血管。首选肘部静脉（贵要静脉、肘正中静脉或头静脉），其次为桡静脉。②选择与注射流速相匹配的留置针型号。选用22GA留置针，注射流速小于4mL/s；选择20GA留置针，注射流速为4～5mL/s；选择18GA留置针，注射流速为6～7mL/s。③将对比剂预热至37℃。④注射对比剂前预注射盐水20mL和观察实时压力变化曲线，进行对比剂外渗预测。

（2）将对比剂外渗相关知识和技术的培训纳入新入科护士的培训和考核计划中，即新入科护士独立上班前必须经过对比剂外渗预防的培训，考核合格后方可单独操作。

通过开展本专案改善活动，改变护理人员观念，提高对对比剂外渗发生所带来的不良效应的认识，强化对比剂外渗预防意识，在实际工作中发挥团队精神，并本着以改善护理工作方法的目的，按照本专案制定的对策与实施方案进行，使对比剂外渗发生率大大减低，从而提高护理质量与服务水平。

# 案例十一　降低颅脑外科手术体位性压疮发生率

压疮是指在多种促成因素或混合因素条件下，由持续压力或压力合并剪切力和摩擦力所致的，发生于骨隆突处的局部皮肤和深部组织损伤。手术压疮是手术后几小时至6天内所发生的压疮，与手术时间、体位，患者的体质、病情等密切相关。研究表明，外界施于局部的压强大于9.3kPa，持续受压超过2小时以上，会发生不可逆损害。手术时间大于2.5小时是发生压疮的危险因素，如果手术时间大于4小时，即使患者体质最佳也有组织损伤的风险，每延长30分钟就会使压疮危险性增加约33%。颅脑手术平均时间大于4小时，手术时间过长是颅脑手术患者发生压疮最主要的原因，而且颅脑手术中多采用特殊体位，手术精细对操作的稳定性要求高，手术过程中患者的体位不允许有任何变动，所以颅脑手术容易发生体位性压疮。

## 一、选题理由

2013年1月至6月医院颅脑外科手术共207例，患者发生急性二期压疮有10例。压疮不仅会增加患者痛苦甚至加重病情，还会使患者住院时间延长，住院费用增加。根据国家《三级综合医院评审标准实施细则》（2011年版）中第三章第八条“防范与减少患者压疮发生”的要求，提出要对发生的压疮有分析及改进措施。因此本科室成立专案改善小组，分析压疮发生存在的问题，找到有效的预防措施，以减少颅脑手术体位性压疮的发生。

## 二、成立专案改善活动小组

小组成员由手术室5名护士组成，颅脑专科组长任改善活动小组组长，颅脑专科护士4人为改善活动小组成员。

## 三、活动进度

专案改善活动从2013年6月启动，到2013年12月底完成，预计为期7个月，专案改善活动进度见表5-61。

**表5-61　专案改善活动进度表**

| 项目活动 | 6月 | 7月 | 8月 | 9月 | 10月 | 11月 | 12月 | 主要执行人 |
|---|---|---|---|---|---|---|---|---|
| 主题选定 | ⇢<br>→ | | | | | | | 钱××、侯××、曹×× |
| 收集资料 | ⇢<br>→ | ⇢<br>→ | | | | | | 曹××、唐××、蔡×× |
| 目标设定 | | ⇢<br>→ | | | | | | 曹××、侯×× |
| 原因分析 | | ⇢<br>→ | | | | | | 曹××、唐××、廖×× |
| 制定对策 | | ⇢<br>→ | | | | | | 曹××、唐××、廖×× |
| 实施对策 | | | ⇢<br>→ | ⇢<br>→ | ⇢<br>→ | | | 曹××、唐××、廖×× |

（续上表）

| 项目活动 | 6月 | 7月 | 8月 | 9月 | 10月 | 11月 | 12月 | 主要执行人 |
|---|---|---|---|---|---|---|---|---|
| 效果检查 | | | | → | → | → | | 曹××、唐×× |
| 巩固措施 | | | | | → | → | | 曹××、唐××、廖×× |
| 总结资料 | | | | | | → | | 曹××、唐×× |
| 成果发布 | | | | | | | → | 曹×× |

## 四、现状调查

1. 回顾性分析2013年1月至6月颅脑外科手术例数207例，发生二期压疮10例，手术压疮发生率是4.83%。发生压疮的手术体位以俯卧位为主，手术时间均大于5小时，60岁年龄以下患者占80%，并非以老年患者为主，均采用全麻插管。

**表5－62　手术压疮发生的基本情况**

| 项目 | 分类 | 例数（$n$） |
|---|---|---|
| 手术类型 | 急诊 | 6 |
| | 非急诊 | 4 |
| 压疮风险评估 | 有 | 2 |
| | 没有 | 8 |
| 预防措施 | 减压敷料 | 2 |
| | 减压水垫 | 2 |
| | 对局部受压点没有使用减压工具 | 6 |
| 年龄 | ≤20岁 | 1 |
| | >20岁 | 5 |
| | >40岁 | 2 |
| | >60岁 | 2 |
| 手术体位 | 俯卧位 | 6 |
| | 侧卧位 | 3 |
| | 平卧位头侧偏 | 1 |
| 手术时间 | ≥5小时 | 2 |
| | ≥6小时 | 3 |
| | ≥8小时 | 3 |
| | ≥10小时 | 2 |

（续上表）

| 项目 | 分类 | 例数（$n$） |
|---|---|---|
| 高危因素 | 卧床 | 5 |
| | 瘫痪 | 5 |
| | 大小便失禁 | 4 |
| | 昏迷 | 5 |
| 压疮发生部位 | 耳廓 | 1 |
| | 下颌 | 4 |
| | 腋下 | 1 |
| | 胸前 | 2 |
| | 膝盖 | 4 |
| | 髋部 | 2 |

## 五、目标设定

目标设定采用标杆学习法，据文献报道，手术患者压疮发生率最低为4%。因此我们将改善目标设定为至2013年12月，颅脑外科手术体位性压疮发生率降至4%。

## 六、原因分析

运用头脑风暴法分析颅脑手术患者发生体位性压疮率高的原因，见图5－34。

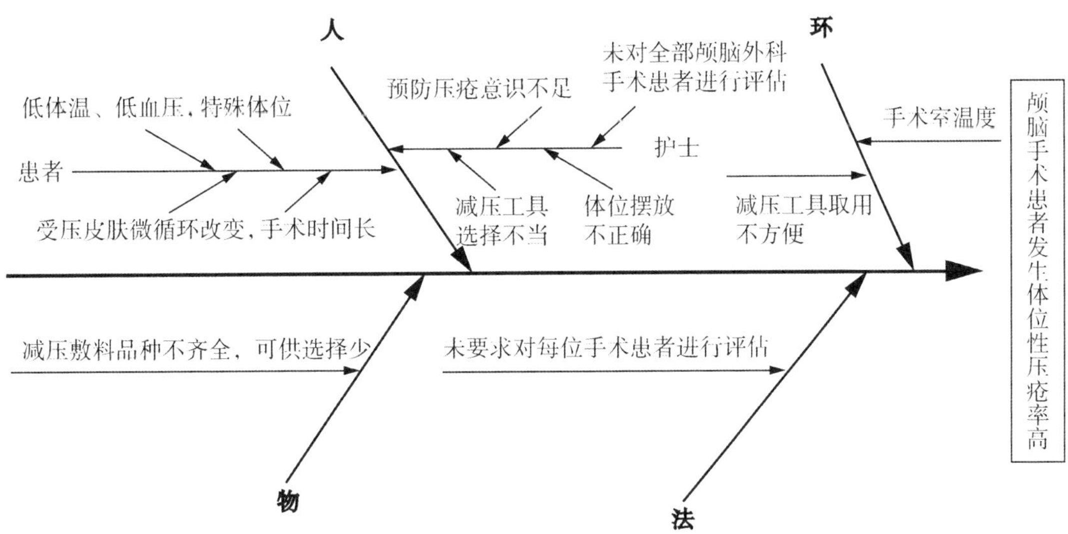


图5－34 颅脑手术患者发生体位性压疮率高特性要因图（鱼骨图）

## 七、要因论证

针对颅脑手术患者发生体位性压疮率高的末端原因，进行要因论证，确定主要原因，见表5－63。

表5－63　专案改善活动要因确认表

| 序号 | 末端原因 | 要因确认 | 是否为主要原因 |
|---|---|---|---|
| 1 | 护士对手术压疮预防意识不足 | 护士对颅脑专科患者发生压疮高危险因素认识不足 | 是 |
| 2 | 未对全部颅脑外科手术患者进行评估 | 没有进行全面筛选，只对高危压疮患者进行重点评估 | 是 |
| 3 | 减压敷料品种不齐全，可供选择少 | 手术室护士对减压敷料新产品不了解 | 是 |
| 4 | 减压工具取用不方便 | 减压工具放置于手术间外，不方便护士取用，影响防压疮措施的实施 | 是 |
| 5 | 体位摆放不正确 | 部分护士缺乏关于颅脑手术体位摆放知识和操作技能的培训 | 是 |
| 6 | 减压工具选择不当 | 护士对预防压疮新进展不了解 | 是 |
| 7 | 手术强迫体位维持时间长 | 手术体位局部受压时间长 | 是 |

## 八、制定、实施对策

针对确定的主要原因，制作专案改善活动对策实施表，见表5－64。

表5－64　专案改善活动对策实施表

| 序号 | 要因 | 对策 | 目标 | 措施 | 负责人 | 完成时间 |
|---|---|---|---|---|---|---|
| 1 | 护士对颅脑专科患者发生压疮高危险因素的认识不足 | 对手术室护士进行培训 | 手术室护士人人掌握颅脑专科患者发生压疮高危险因素 | 1. 对手术护士进行培训，培训内容包括如何正确摆放颅脑专科手术患者的特殊体位<br>2. 对已发生的压疮案例进行回顾性讨论分析，总结经验 | 组长 | 2013年8月 |

（续上表）

| 序号 | 要因 | 对策 | 目标 | 措施 | 负责人 | 完成时间 |
|---|---|---|---|---|---|---|
| 2 | 没有进行全面筛选，只对高危压疮患者进行重点评估 | 对所有患者均使用改良的Waterlow压疮风险手术专科护理单进行评估 | 能够筛查出高危压疮患者 | 1. 所有手术患者必须使用改良的Waterlow压疮风险手术专科护理单进行高危压疮评估<br>2. 责任护士负责检查高危患者的评估情况及减压措施的实施情况 | 曹×× | 2013年9月 |
| 3 | 手术室护士对减压敷料新产品不了解 | 培训护士 | 手术室护士熟悉各种减压敷料的使用 | 1. 请伤口造口专科护士讲课<br>2. 向相关部门提出申请购买减压敷料，补充申购多个品种、规格的减压垫 | 钱×× | 2013年9月 |
| 4 | 减压工具放置于手术间外，不方便护士取用，影响防压疮措施的实施 | 缩短取用预防压疮工具时间 | 让减压工具随手可得 | 1. 筛选出颅脑专科手术常用的预防压疮的工具<br>2. 颅脑专科手术间配备常用的预防压疮的工具，将如赛肤润、标准敷料、有边敷料、减压垫以及各种手术体位配件等置于专用的工具箱中 | 钱×× | 2013年9月 |
| 5 | 体位摆放不正确 | 对护士进行专科技能与体位的培训 | 对护士进行专科技能与体位的培训率达到100% | 1. 由颅脑专科组长对全科护士进行体位摆放知识和操作技能的培训<br>2. 由高责护士对初责护士的体位摆放进行把关<br>3. 对特殊体位由颅脑专科组长现场协同体位摆放培训把关 | 曹×× | 2013年8月起 |

（续上表）

| 序号 | 要因 | 对策 | 目标 | 措施 | 负责人 | 完成时间 |
|---|---|---|---|---|---|---|
| 6 | 减压工具选择不当 | 对护士进行压疮知识的培训 | 对护士的知识培训率达到100% | 请伤口造口专科护士讲课，授课内容包括有关手术体位性压疮预防与护理以及手术体位受压点减压敷料使用与选择 | 钱×× | 2013年8月 |
| 7 | 手术体位局部受压时间长 | 手术体位局部受压点使用减压敷料 | 减轻手术局部受压点的压力 | 1. 手术特殊体位受压点使用减压敷料和减压垫<br>2. 手术后受压点的皮肤出现一期压疮时，给予涂抹赛肤润；出现二期压疮时，按压疮常规处理，做好交接，填写压疮登记表并上报；手术后进行回访，并做好转归记录 | 曹×× | 2013年9月 |

## 九、效果确认

通过实施上述对策，至2013年12月颅脑手术体位性压疮发生率由改善前的4.83%下降为1.83%。

**表5－65　改善前后颅脑手术体位性压疮发生情况**

| 组别 | 手术例数（*n*） | 压疮例数（*n*） | 压疮发生率（%） |
|---|---|---|---|
| 改善前 | 207 | 10 | 4.83 |
| 改善后 | 218 | 4 | 1.83 |

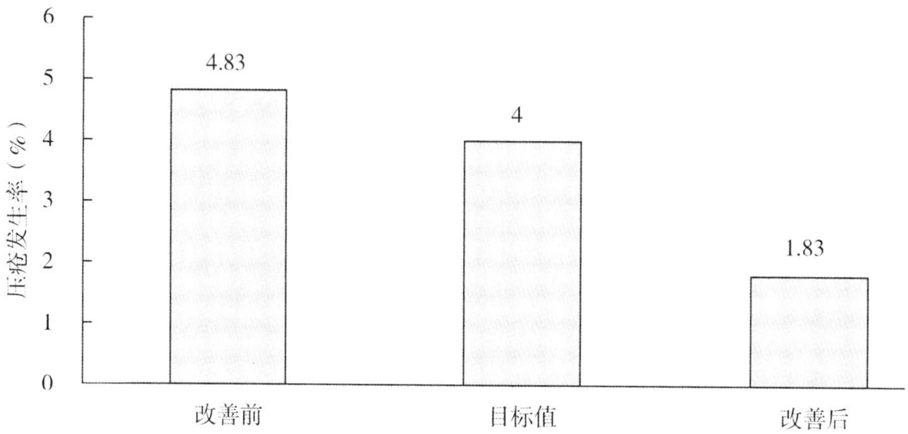


**图5－35　专案改善前后手术压疮发生率对比**

## 十、标准化

（1）完善科室的管理制度，规定对所有颅脑手术患者进行压疮风险评估，根据评估得分采取相应减压措施。

（2）手术结束后，巡回护士检查手术患者皮肤，出现一期压疮的部位给予赛肤润涂抹，并与病房护士做好交接。手术后进行回访，并做好转归记录。

（3）手术后患者皮肤如出现二期压疮时，按压疮常规处理，巡回护士与病房护士做好交接，填写压疮登记表并上报。手术后进行回访，并做好转归记录。

# 案例十二　降低手术植入物提前放行率

植入物是指放置于外科手术造成的或者生理存在的体腔中，留存时间大于或等于 30 天的可植入型物品。植入物作为在临床操作后植于体内的异物，不同于在操作中简单接触无菌组织的器械，会明显增加手术部位感染的风险。对于普通手术部位来说，手术部位细菌载量需要达到 $10^6$ 才会出现感染，而在植入性外科手术中，发生手术部位感染的细菌载量仅为 $10^2$。所以植入物需要更为严格的灭菌监测手段和体系。

针对植入物使用的高风险性，中华人民共和国卫生行业标准 WS310. 3—2009《医院消毒供应中心　第 3 部分：清洗消毒及灭菌效果监测标准》强制性规定植入物及外来医疗器械交医院消毒供应中心（以下简称 CSSD）集中处理，植入物及外来医疗器械应在生物监测合格后，方可发放。紧急情况灭菌植入型器械时，可在生物监测中加入第 5 类化学指示物。第 5 类化学指示物合格可作为提前放行的标志，生物监测结果及时通报使用部门。植入物提前放行是指植入物灭菌包未完成生物监测结果观察就发放使用。

## 一、选题理由

中华人民共和国卫生行业标准 WS310. 3—2009、广东省医院植入物及外来医疗器械管理制度出台及具体工作指引颁布后，广州同等级医院陆续制定符合自己医院实际情况的植入物及外来医疗器械管理制度，而本院尚未制定符合医院实际情况的植入物及外来医疗器械管理制度。在临床工作中发现有非紧急情况滥用提前放行植入物灭菌包的现象，其结果致使本院植入性手术存在两方面问题：其一是安全隐患，由于生物监测结果未出，植入物已经使用，潜在的手术感染风险就更高；其二是植入物的监测成本高，不能集中灭菌及生物监测，导致植入物灭菌、生物监测的次数相应增多、成本增高。为了保证植入物及外来医疗器械的安全使用，必须降低植入物提前放行率。

## 二、成立专案改善活动小组

由 CSSD 护士长担任组长，手—供系统科护士长 1 名、CSSD 护士 3 名、骨科主任 1 名、医务科副主任 1 名、感染办主任 1 名、经济核算师 1 名共 9 人组成专案改善小组。

## 三、活动进度

专案改善活动从 2014 年 5 月启动，到 2014 年 10 月底完成，预计为期 6 个月，专案改善活动进度见表 5 - 66。

表 5－66　专案改善活动进度表

| 活动项目 | 第二季度 | | 第三季度 | | | 第四季度 | | 主要执行人 |
|---|---|---|---|---|---|---|---|---|
| | 5 月 | 6 月 | 7 月 | 8 月 | 9 月 | 10 月 | 11 月 | |
| 主题选定 | | → | | | | | | 曾××、李×× |
| 收集资料 | → | → | → | | | | | 陈××、罗×× |
| 目标设定 | | | → | | | | | 曾××、李××、陈××、罗×× |
| 原因分析 | → | → | → | | | | | 曾××、李××、陈××、罗×× |
| 制定对策 | | | → | → | | | | 曾××、李××、吴××、陈××、边××、马×× |
| 实施对策 | | | | → | → | → | | 曾××、李××、吴××、陈××、边××、马×× |
| 效果检查 | | | | → | → | → | | 曾××、陈××、吴××、陈××、边××、马×× |
| 巩固措施 | | | | | → | → | | 曾××、陈××、罗××、吴××、陈××、边×× |
| 总结资料 | | | | | → | → | | 曾××、李××、陈×× |
| 成果发布 | | | | | | | → | 曾××、陈×× |

## 四、现状调查

对 2014 年 5—7 月植入物提前放行情况进行调查，收集资料。2014 年 5—7 月处理植入物共 220 套，提前放行 70 套，提前放行率为 31.82%。其中，使用在急诊手术 22 套，占总提前放行的 31.43%；使用在择期手术 45 套，占总提前放行的 64.28%；植入物未在手术前 6 小时送达 CSSD 3 套，占总提前放行的 4.29%。植入物提前放行的原因及比率具体数据见表 5－67。

表 5－67　专案改善前植入物提前放行原因分类及比率

| 原因类别 | 套数（$n$） | 比率（%） |
|---|---|---|
| 急诊手术 | 22 | 31.43 |
| 择期手术 | 45 | 64.28 |
| 植入物未及时送达 | 3 | 4.29 |

## 五、目标设定

目标设定采用标杆学习法，调查得知同等级医院植入物提前放行率约 10%，因此把改善目标设定为至 2014 年 10 月，植入物提前放行率下降至 10%。

## 六、原因分析

运用头脑风暴法分析植入物提前放行率高的原因，见图 5-36。

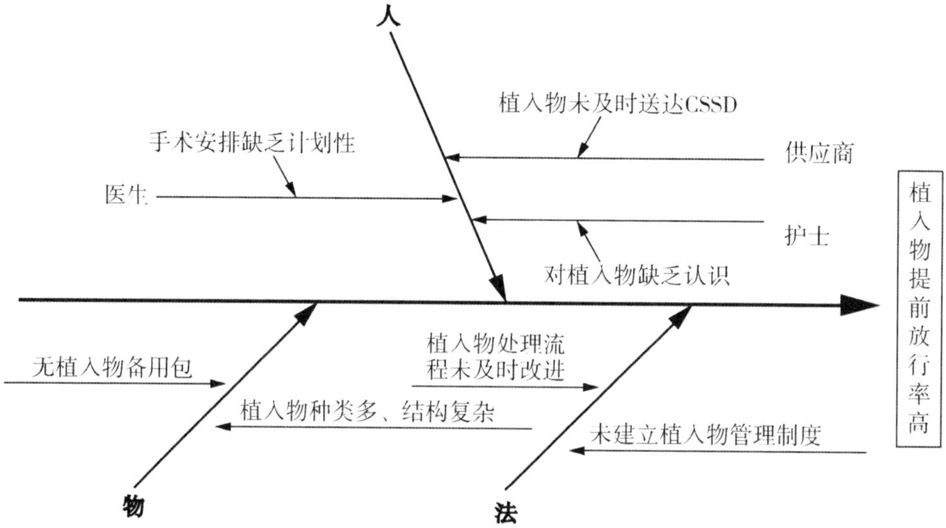


图 5-36 植入物提前放行率高特性要因图（鱼骨图）

## 七、要因论证

针对植入物提前放行率高的末端原因，进行要因论证，确定主要原因，见表 5-68。

表 5-68 专案改善活动要因确认表

| 序号 | 末端原因 | 要因确认 | 是否为主要原因 |
|---|---|---|---|
| 1 | 医院没有植入物管理制度 | 需多部门协作难度大 | 是 |
| 2 | 手术安排计划性欠佳 | 临床医生对手术时间缺乏计划性 | 是 |
| 3 | 植入物未及时送达 CSSD | 器械商植入物储备少 | 是 |
| 4 | 没有常用植入物备用包 | 使用科室和器械商未达成共识 | 是 |
| 5 | CSSD 人员缺乏植入物相关知识 | 植入物种类多、结构复杂 | 否 |
| 6 | 植入物处理流程欠完善 | 植入物处理流程未及时改进 | 是 |

## 八、制定、实施对策

针对确定的主要原因，制作改善活动对策实施表，见表5－69。

**表5－69 专案改善活动对策表**

| 序号 | 要因 | 对策 | 目标 | 措施 | 执行人 | 完成时间 |
|---|---|---|---|---|---|---|
| 1 | 医院无植入物管理制度 | 建立本院植入物管理制度 | 建成符合本院实际的植入物管理制度 | 1. 与相关部门共同建立植入物管理制度，主要由CSSD草拟《植入物及外来医疗器械管理制度》<br>2. 感控办、医务部、护理部共同审核后下发给相关科室 | 曾××<br>李××<br>吴××<br>陈××<br>罗××<br>边×× | 2014年7—8月 |
| 2 | 手术安排缺乏计划性 | 培训医护人员 | 1. 医护人员了解CSSD植入物处理流程，知晓率为95%以上<br>2. 获得临床医生的支持 | 1. 由小组成员利用晨会时间分头到临床科室向使用植入物的全体医护人员宣讲提前放行的风险、国家对植入物的管理规范、CSSD处理植入物的流程及生物监测所需时间<br>2. 供应室及医护人员均应执行医院规定<br>（1）申请提前放行的条件必须是紧急手术，且需副高及以上级别的医师签字<br>（2）明确紧急手术的指征是指危及患者生命安全或肢体功能障碍 | 曾××<br>吴××<br>陈×× | 2014年8月 |
| 3 | 植入物未及时送达CSSD | 取得手术室、器械商的配合 | 植入物在规定时间内送达 | 1. 召开器械商协调会议上，宣讲我院植入物的管理制度<br>2. 建议器械商备足够的植入物<br>3. 保证CSSD有6小时处理植入物及生物监测、时间<br>4. 使用科室备好常用植入物备用包 | 曾××<br>李××<br>罗×× | 2014年8月 |
| 4 | 护士对植入物不够熟悉，了解不够 | 多渠道获得植入物知识 | CSSD人员能够正确识别植入物，加快处理流程 | 1. 要求供应商及时提供说明书及植入物的图片<br>2. 培训CSSD工作人员，使其处理植入物的质量得到提升<br>3. 及时改进植入物处理流程 | 曾××<br>李××<br>陈×× | 2014年8—10月 |

## 九、效果确认

（1）通过实施上述对策，统计 2014 年 8—10 月植入物提前放行的情况。数据显示处理植入物共 205 套，其中提前放行 18 套，提前放行率为 8.78%，比 2014 年 5—7 月专案改善前降低了 23.04%。

表 5－70　专案改善前后植入物提前放行率对照

| 组别 | 总套数（$n$） | 提前放行套数（$n$） | 提前放行率（%） |
|---|---|---|---|
| 改善前（2014 年 5—7 月） | 220 | 70 | 31.82 |
| 改善后（2014 年 8—12 月） | 205 | 18 | 8.78 |

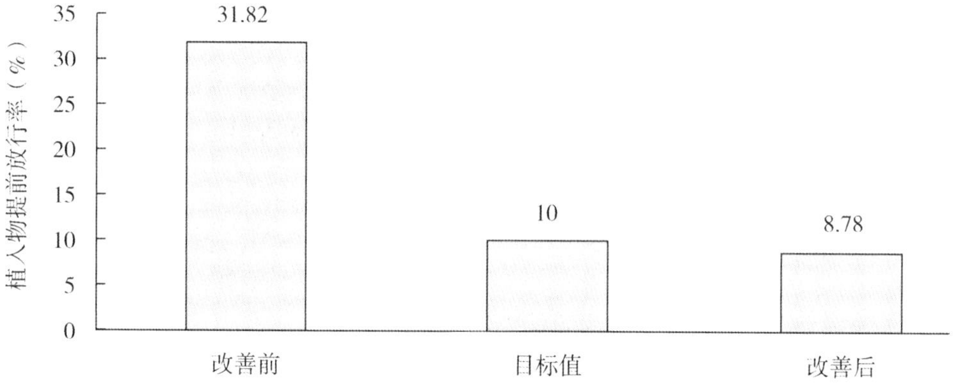


图 5－37　专案改善前后植入物提前放行率对照

（2）专案改善措施实施后，2014 年 8—10 月期间植入物提前放行 18 套，其中 16 套为急诊手术使用，2 套因择期手术安排计划性欠佳导致。下表为提前放行的原因分类及比率。

表 5－71　专案改善后植入物提前放行原因分类及比率

| 类别 | 套数（$n$） | 比率（%） |
|---|---|---|
| 急诊手术 | 16 | 88.89 |
| 择期手术 | 2 | 11.11 |
| 植入物未及时送达 | 0 | 0 |

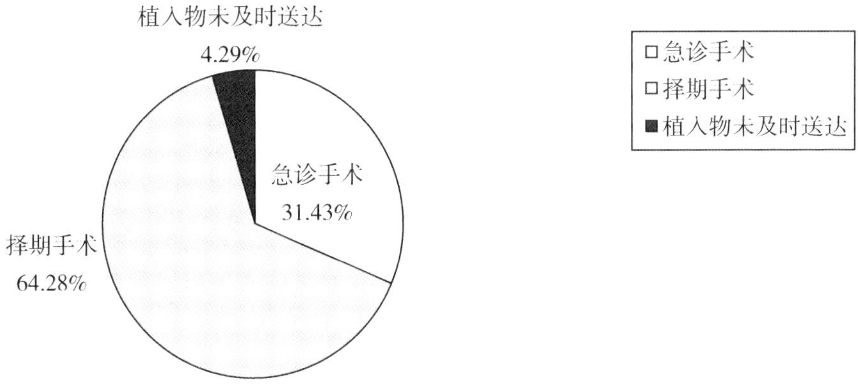


**图 5-38　改善前植入物提前放行原因分类及比率**

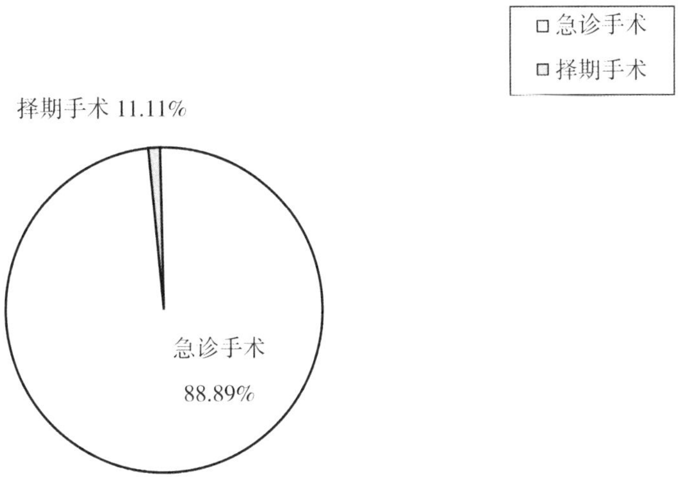


**图 5-39　改善后植入物提前放行原因分类及比率**

## 十、标准化

（1）建立医院的植入物及外来医疗器械管理制度，在植入物管理制度中明确各部门的工作职责，规范了紧急手术的定义，确定器械商送植入物到 CSSD 的时间。

（2）建立植入物接收、清洗、消毒、检查包装、灭菌、发放流程。

# 案例十三　降低采血回执单获取报告时间不准确率

采血回执单是指护士给门诊患者采血后，为准确告知患者获取报告时间而打印的回执单，内容包括患者基本资料、检验项目、获取检验报告时间及地点。采血室作为医院的服务窗口，每天接收采血患者 300～400 人次，患者采血后非常关心获取检验报告的时间。以往在没有采血回执单的情况下，护士只能口头告知，容易造成错误。这不仅影响工作效率，且容易引起医疗纠纷。因此从 2012 年初医院采血室开始启用采血回执单，方便了患者，提高了护理人员的工作效率。

## 一、选题理由

虽然采血回执单在一定程度上帮助了患者第一时间获知取检验报告的时间，但也时有因回执单时间不准确导致患者白跑一趟的情况发生。据 2013 年第一季度统计，本院采血室共采血19 880人次，因回执单上获取报告时间不准确导致患者取不到检验报告有 1 800 人次，不准确率占 9%。故获取检验报告时间不准确不仅影响患者治疗过程，甚至引起医疗纠纷，影响医院声誉。因此，本科室成立专案改善活动小组就此问题进行改善。

## 二、成立专案改善活动小组

小组成员由本科 12 名在编护士组成，其中主管护师 6 人、护师 5 人。护士长任组长，负责整个小组活动，并推选 2 名主管护师为秘书，负责记录小组活动的内容。整个活动包括选题、调查分析、目标设定、制定和实施措施、效果评价和总结等几个阶段。小组每月开会 1 次，对各个阶段的活动进行总结、评价。

## 三、活动进度

专案改善活动从 2013 年 4 月启动，到 2013 年 12 月底完成，预计为期 9 个月，专案改善活动进度见表 5－72。

**表 5－72　专案改善活动进度表**

| 活动项目 | 第二季度 | | | 第三季度 | | | 第四季度 | | | 负责人 |
|---|---|---|---|---|---|---|---|---|---|---|
| | 4 月 | 5 月 | 6 月 | 7 月 | 8 月 | 9 月 | 10 月 | 11 月 | 12 月 | |
| 主题选定 | - - - -<br>—— | - - - →<br>——→ | | | | | | | | 黄××<br>李×× |
| 回顾性调查收集资料 | - - - -<br>—— | - - - →<br>——→ | | | | | | | | 黄××<br>林××<br>李×× |
| 目标设定 | | | - - - →<br>——→ | | | | | | | 黄×× |
| 原因分析 | | | - - - -<br>—— | - - - →<br>——→ | | | | | | 黄××<br>李×× |

（续上表）

| 活动项目 | 第二季度 | | | 第三季度 | | | 第四季度 | | | 负责人 |
|---|---|---|---|---|---|---|---|---|---|---|
| | 4月 | 5月 | 6月 | 7月 | 8月 | 9月 | 10月 | 11月 | 12月 | |
| 制定对策 | | | | | - - - →<br>——→ | - - - →<br>——→ | - - - →<br>——→ | | | 黄××<br>林×× |
| 实施对策 | | | | | - - - →<br>——→ | - - - →<br>——→ | - - - →<br>——→ | - - - →<br>——→ | | 黄××<br>邓×× |
| 效果检查 | | | | | | - - - →<br>——→ | - - - →<br>——→ | - - - →<br>——→ | | 黄××<br>周×× |
| 巩固措施 | | | | | | - - - →<br>——→ | - - - →<br>——→ | - - - →<br>——→ | | 黄××<br>绕×× |
| 总结资料 | | | | | | | - - - →<br>——→ | - - - →<br>——→ | - - - →<br>——→ | 彭×× |
| 成果发布 | | | | | | | | | - - - →<br>——→ | 李×× |

（注：虚线箭头表示预期的时间进度，实线箭头表示实际的时间进度）

## 四、现状调查

1. 收集资料

对2013年1—3月因回执单获取报告时间不准确取不到检验报告的事件进行了回顾性调查分析，统计出2013年1—3月共抽血人次19 880人次，发生回执单时间不准确1 800人次，不准确率占9%。

2. 采血回执单上标注时间不准确的原因调查

（1）信息科工作人员对获取报告时间设置错误4项，涉及患者468人次。

（2）多项检验项目合并采血，出结果时间不一致，采血回执单标注时间没有分开告知3项，涉及患者252人次。

（3）检验项目出结果的时间发生改变，采血回执单上标注时间无更改7项，涉及患者684人次。

（4）新开展检查项目在采血回执单上未设定时间4项，涉及患者396人次。

具体见表5－73和图5－40：

**表5－73　回执单上标注时间不准确的各种原因分析**

| 原因 | 不准确项数（$n$） | 患者例数（n） | 百分率（%） | 累积百分比（%） |
|---|---|---|---|---|
| 检验项目出报告时间更改 | 7 | 684 | 38 | 38 |
| 设置时间错误 | 4 | 468 | 26 | 64 |
| 未设定时间 | 4 | 396 | 22 | 86 |
| 采血项目未分开告知 | 3 | 252 | 14 | 100 |

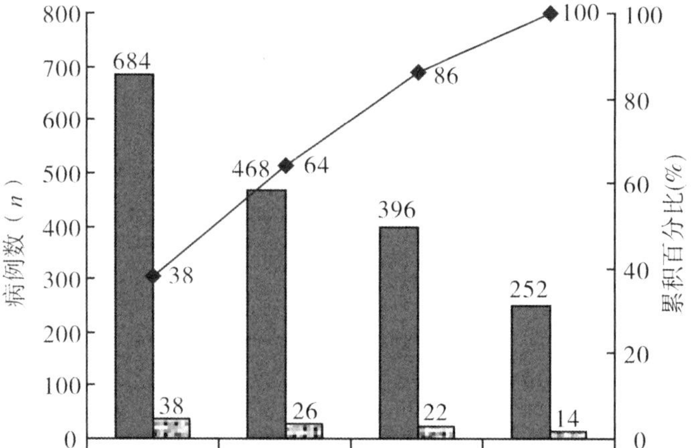


| | 检验项目报告时间更改 | 信息人员设置时间错误 | 信息科漏设定检验报告时间 | 不同出报告时间的项目合并 |
|---|---|---|---|---|
| 病例数（n） | 684 | 468 | 396 | 252 |
| 百分率（%） | 38 | 26 | 22 | 14 |
| 累积百分比（%） | 38 | 64 | 86 | 100 |

**图 5－40　导致回执单获取报告时间不准各种原因的柏拉图**

## 五、目标设定

（1）根据现状调查结果确定改善值（现况值×累积百分比×小组能力）。从导致回执单时间不准确各种原因的柏拉图得出重点改善的累积百分比为 86%，因涉及检验部门及信息部门，所以将小组能力确定为 80%。

（2）目标值＝现况值－改善值

＝9%－（9%×86%×80%）

≈2.8%

## 六、原因分析

运用头脑风暴法对采血回执单获取报告时间不准确原因进行分析，结果见图 5－41。

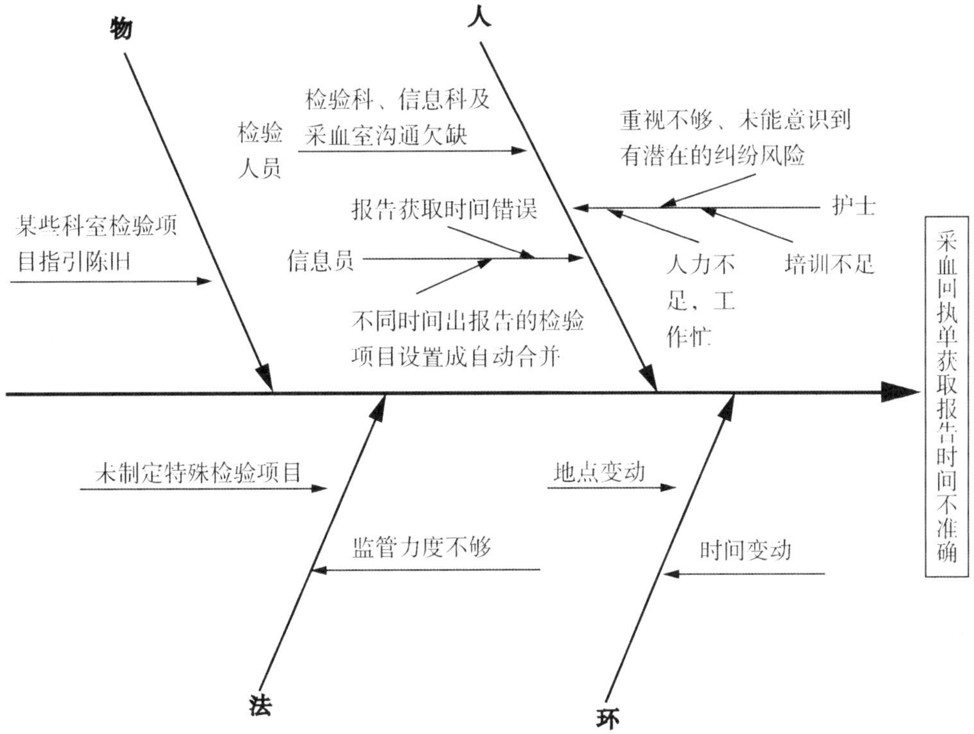


图 5－41 采血回执单获取报告时间不准确原因分析（鱼骨图）

## 七、要因论证

针对采血回执单获取报告时间不准确的末端原因，进行要因论证，确定主要原因，见表 5－74。

表 5－74 采血回执单获取报告时间不准确要因确认表

| 序号 | 末端原因 | 要因确认 | 是否为主要原因 |
|---|---|---|---|
| 1 | 护士缺乏特殊检验项目相关知识 | 没有规范指引 | 是 |
| 2 | 工作繁忙 | 人力资源不足 | 否 |
| 3 | 未按要求检查回执单的时间 | 护士未能意识到有潜在的纠纷风险 | 是 |
| 4 | 检验项目出结果的时间发生改变，执行单未及时更改 | 相关部门之间缺乏沟通 | 是 |
| 5 | 信息人员设置回执单时间错误 | 检验科提供给信息科的资料不周全 | 是 |
| 6 | 不同出报告时间的项目合并在相同采血管 | 合并采血符合规范，但没有分别告知 | 是 |
| 7 | 部分检验项目指引陈旧 | 未及时更新项目指引 | 是 |
| 8 | 未建立检查机制 | 没有专责人员监管 | 是 |
| 9 | 护士重视不够、太依赖回执单 | 未形成安全治疗的文化氛围 | 是 |

## 八、制定、实施对策

针对确定的主要原因，制作改善活动对策实施表，见表5-75。

表5-75 采血回执单获取报告时间不准确改善活动对策实施表

| 序号 | 要因 | 对策 | 目标 | 措施 | 负责人 | 完成时间 |
|---|---|---|---|---|---|---|
| 1 | 护士缺乏检验项目相关知识 | 培训护士 | 护士对检验项目获取报告时间的知晓率为90%以上 | 组织护士对检验科室及外送标本特殊项目的采血要求及获取报告时间进行培训 | 黄×× | 2013年4—6月 |
| 2 | 护士对回执单获取检验报告时间发生错误未及时反馈 | 科室内动员，重视回执单的重要性 | 全科护士能重视，有风险意识，及时发现问题 | 1. 组织护士开会，要求大家重视采血回执单的重要性<br>2. 打印回执单的护士负责检查回执单获取报告时间是否准确<br>3. 发现问题及时改正并记录，及时与相关部门核查，及时沟通解决 | 黄×× | 2013年4—9月 |
| 3 | 相关科室沟通欠缺 | 加强与各检验科室及信息科的沟通 | 每月能与相关检验科室及信息科沟通一次 | 1. 采血室设立联络护士，每月由信息联络护士与相关检验科室沟通一次，以了解新开展的检验项目及更改获取报告时间的项目<br>2. 信息联络护士及时与信息科沟通，新开展的项目或有更改的项目及时在采血回执单体现<br>3. 信息人员设置时如遇不明白之处要与相关检验部门沟通 | 黄×× | 2013年9—12月 |
| 4 | 不同出报告时间的项目合并在相同试管采血管 | 告知最合适的获取报告时间 | 患者能准确获取检验报告 | 1. 不同出报告时间的合并项目，将最后项目的取报告时间在括号内注明<br>2. 告知患者按最后项目出结果时间来医院取全部检验报告 | 黄×× | 2013年9—12月 |

（续上表）

| 序号 | 要因 | 对策 | 目标 | 措施 | 负责人 | 完成时间 |
|---|---|---|---|---|---|---|
| 5 | 检验项目指引未及时更新 | 更新检验项目指引 | 及时更新检验项目指引并制成单张 | 1. 每月由信息联络护士与相关科室核对各检验项目，有更改或新增项目给予重新录入<br>2. 将特殊采血要求的检查项目出报告的时间分类列表，制成单张指引，方便护士查阅记忆<br>3. 对于新开展的项目、检测时间有更改的项目、送检地点有更改的项目，设置护士知晓信息维护流程 | 黄×× | 2013年9—12月 |
| 6 | 未建立检查机制 | 加大对采血回执单的监管力度 | 建立了有效的检查机制 | 1. 由信息联络员负责督促信息科人员进行检验项目维护更新<br>2. 设问题登记本，如发现回执单有问题，及时记录并与信息科沟通<br>3. 护士长或信息联络员每月组织科室人员分析问题、查找原因，并与相关科室一起解决问题 | 黄×× | 2013年9—12月 |

## 九、效果确认

通过实施上述对策后，2013 年 12 月对第四季度采血病人进行了资料分析：2013 年第四季度本院采血室共采血 22 435 人次，发生回执单获取报告时间不准确共 4 个项目，涉及患者 516 人次，发生率为 2.3%，专案改善活动后患者获取报告时间不准确率从改善前的 9% 下降到 2.3%，改善前、后值与目标值见图 5－42。

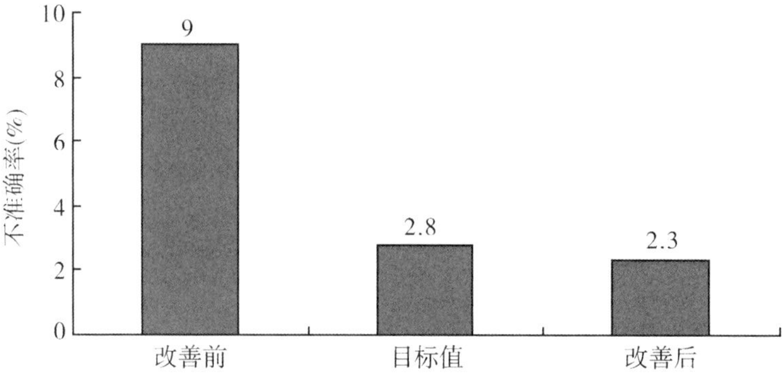


图 5－42　专案改善前后采血回执单获取报告时间不准确率比较

## 十、标准化

（1）采血室将检验项目分类制成单张指引，方便护士使用了解，给病人正确的指导。

（2）采血护士必须检查回执单获取报告时间是否正确。如发现有问题，应及时处理，信息联络员及时联系相关部门，更改回执单信息。

（3）每月由信息联络护士与检验科室沟通一次，了解是否有新开展或有更改的项目，以便及时与信息科一起进行信息维护。

# 案例十四　提高门诊验单自助打印服务系统使用率

暨南大学第一附属医院秉承“以人为本”的服务理念，于2011年6月推出了门诊自助服务系统，不断优化门诊服务流程，缓解了“排长队”现象，进一步提高了门诊服务质量。门诊自助服务系统包括清单自助打印系统、验单自助打印服务系统、自助挂号、办卡和缴费系统。其中，验单自助打印服务系统配有3台验单报告自助打印机，24小时开放，患者可以凭检验回执单扫描条形码或输入就诊卡号自助完成检验结果报告单打印，操作方便快捷。但在实际运用过程中发现，尚存在门诊验单自助服务系统使用率低的现象。

## 一、选题理由

使用验单报告自助打印机方便快捷，24小时开放，可以缓解“排长队”现象，从而进一步提高门诊服务质量。但自2011年开设自助打印系统以来，验单报告自助打印机实际使用率低。2012年使用率增加不明显。为了提高验单报告自助打印机使用率，提高门诊工作效率，方便患者，增加患者满意度，特开展本专案改善活动。

## 二、成立专案改善活动小组

成立专案改善活动小组，小组成员均为门诊客服中心的护士，共9人。组长由护士长担任，另设副组长1名，协助组长开展工作。

## 三、活动进度

本专案改善活动时间从2013年1月开始启动，计划至2013年12月完成。小组全体成员拟定专案改善方案和分配工作。专案改善活动进度见表5－76。

**表5－76　专案改善活动进度表**

| 活动项目 | 1月 | 2月 | 3月 | 4月 | 5月 | 6月 | 7月 | 8月 | 9月 | 10月 | 11月 | 12月 | 主要执行人 |
|---|---|---|---|---|---|---|---|---|---|---|---|---|---|
| 主题选定 | → | | | | | | | | | | | | 陆×× |
| 收集资料 | | → | → | → | → | | | | | | | | 陆××<br>杨×× |
| 设定目标 | | | | | → | | | | | | | | 陆××<br>杨×× |
| 原因分析 | | | | → | → | → | → | | | | | | 全体成员 |
| 制定对策 | | | | | | → | → | | | | | | 全体成员 |
| 对策实施 | | | | | | → | → | → | → | → | → | | 陆××<br>杨×× |
| 效果检查 | | | | | | | | | | → | → | | 陆××<br>杨×× |

（续上表）

| 活动项目 | 1月 | 2月 | 3月 | 4月 | 5月 | 6月 | 7月 | 8月 | 9月 | 10月 | 11月 | 12月 | 主要执行人 |
|---|---|---|---|---|---|---|---|---|---|---|---|---|---|
| 巩固措施 | | | | | | | | | | ---→<br>——→ | ---→<br>——→ | | 全体成员 |
| 总结资料 | | | | | | | | | | ---→<br>——→ | ---→<br>——→ | ---→<br>——→ | 陆××<br>杨×× |
| 成果发布 | | | | | | | | | | | | ---→<br>——→ | 陆×× |

## 四、现状调查

1. 验单自助打印情况

本院验单打印方式包括护士打印和患者自助打印两种。通过查询医院信息系统，2012年上半年自助打印验单报告总数占门诊验单报告总数的54.40%，下半年自助打印验单报告总数占门诊验单报告总数人次的57.03%，增加不足3%。2013年上半年自助打印验单报告总数占门诊验单报告总数人次的52.31%，有下降趋势（见表5-77）。

表5-77　2012年全年与2013年上半年验单报告自助打印机使用情况

| 项目 | 门诊验单报告总数（$n$） | 自助打印验单报告总数（$n$） | 自助打印验单报告的比例（%） |
|---|---|---|---|
| 2012年上半年 | 151 857 | 82 605 | 54.40 |
| 2012年下半年 | 147 597 | 84 713 | 57.39 |
| 2013年上半年 | 167 634 | 87 681 | 52.31 |

2. 2013年上半年门诊科室验单报告总数及自助打印比例

表5-78　2013年上半年门诊科室验单报告打印情况

| 科室 | 门诊验单报告总数（$n$） | 自助打印验单报告总数（$n$） | 自助打印验单报告的比例（%） |
|---|---|---|---|
| 内科系统 | 37 993 | 19 798 | 52.11 |
| 外科系统 | 25 597 | 15 256 | 59.60 |
| 妇产科系统 | 59 070 | 36 133 | 61.17 |
| 儿科 | 22 412 | 11 968 | 53.40 |
| 其他 | 22 562 | 4 526 | 20.06 |
| 总计 | 167 634 | 87 681 | 52.31 |

## 五、目标设定

目标设定采用问题点解释法，自助打印验单人群主要是相对年轻的患者，护士打印验单人群主要是年老、体弱、行动不便、怀抱婴儿者。调查结果显示2013年上半年妇产科、儿科（有家长陪伴）、外科门诊验单报告总数占全院门诊验单报告总数的60%以上，而这部分就诊人群主要是年轻、反应敏捷者居多，是本专案改善的重点人群。经计算，若该重点人群自助打印比例达到85%，则门诊患者自助打印比例可达69%。因此根据本院门诊患者的就诊特点、年龄分布和疾病种类的不同，结合本院实际情况，设定目标为至2013年12月，门诊验单自助打印服务系统使用率提高至70%以上。

## 六、原因分析

运用头脑风暴法分析门诊验单自助打印服务系统使用率低的原因，见图5－43。

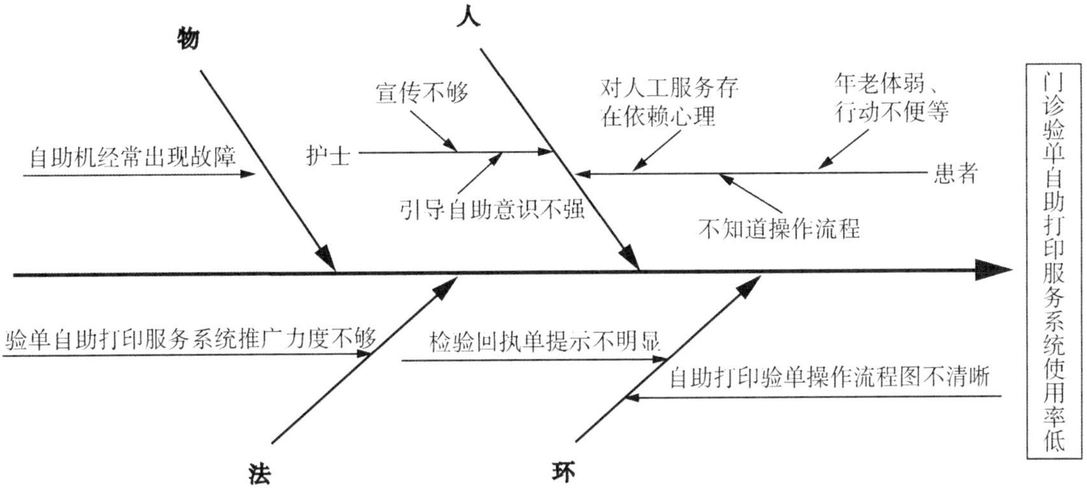


**图5－43　门诊验单自助打印服务系统使用率低原因分析图（鱼骨图）**

## 七、要因论证

**表5－79　专案改善要因确认表**

| 序号 | 末端原因 | 要因确认 | 是否为主要原因 |
|---|---|---|---|
| 1 | 患者对人工服务存在依赖心理 | 患者对自助服务了解少，不熟悉操作方法 | 是 |
| 2 | 护士宣传引导意识不强 | 职责不明确 | 是 |
| 3 | 检验回执单提示不明显 | 版面小，字多，就诊号和自助提示被忽略 | 是 |
| 4 | 患者不知道操作流程 | 患者不愿花时间去熟悉 | 否 |
| 5 | 自助机经常出现故障 | 机器老化，未设立硬性的故障维修制度 | 否 |
| 6 | 验单自助打印服务系统推广力度不够 | 建立服务系统涉及的部门较多，没有具体落实推广任务的负责部门 | 是 |

## 八、制定、实施对策

针对确定的主要原因，制作改善活动对策实施表，见表5－80。

表5－80　专案改善活动对策表

| 序号 | 要因 | 对策 | 目标 | 措施 | 负责人 | 完成时间 |
|---|---|---|---|---|---|---|
| 1 | 患者不了解自助服务，不熟悉操作方法 | 主动指引并协助患者，扩大宣传 | 目标人群在护士指导下能够自行操作 | 1. 主动向患者做好验单报告自助打印服务的宣传、解释工作，醒目位置放置指示牌，向患者演示使用验单自助打印服务系统<br>2. 更新门诊各标本采集点张贴的“温馨提示”，重点突出自助打印提示 | 陆×× | 2013年6—11月 |
| 2 | 护士宣传引导职责不明确 | 调整职责和排班，增加“自助班”，指定班次，强调主动服务 | 护士按照职责要求落实、引导 | 1. 调整职责和排班，增加“自助班”，每天安排1～2名导诊在大厅引导、自助<br>2. 自助班佩戴“为您服务”红色绶带，微笑和站立服务，主动迎上，主动询问<br>3. 30分钟轮换护士一次，始终在自助机周围巡视<br>4. 将年轻、反应敏捷者引导至自助区，年老、体弱、行动不便、怀抱婴儿等患者引导至人工区或帮忙自助<br>5. 志愿者协助引导服务工作 | 陆×× | 2013年6—11月 |
| 3 | 涉及部门较多，没有具体落实推广任务的负责部门，影响推广 | 明确推广验单自助打印服务系统的部门 | 客服中心主动承担推广任务并得到各部门的支持 | 1. 组织多部门开会讨论达成共识，落实分工<br>2. 客服中心负责具体推广任务<br>3. 信息部门给予护士培训、技术支持<br>4. 宣传科制作推广宣传资料 | 陆×× | 2013年6月 |

（续上表）

| 序号 | 要因 | 对策 | 目标 | 措施 | 负责人 | 完成时间 |
|---|---|---|---|---|---|---|
| 4 | 检验回执“自助打印”提示不明显 | 给予患者多种方式的“自助打印”提示 | 患者得到多种方式的“自助打印”提示 | 1. 与采血室护士长沟通，强调护士抽血后提示患者“请凭检验回执单自助打印”<br>2. 在“叫号系统”中增加“自助打印”语音提示<br>3. 与信息科沟通，对回执单字体大小进行调整 | 陆××<br>杨×× | 2013年6—11月 |

## 九、效果确认

（1）信息系统显示，2013年下半年门诊验单总数为162 872张，自助打印验单总数为131 925张，自助打印验单总数占门诊验单总数的81%，比上半年增加28.69%。

目标达成率 = |（改善后值 − 改善前值）/（改善前值 − 目标值）| ×100%

= |（81 − 52.31）/（52.31 − 70）| ×100%

≈ 162%

目标进步率 =（改善后值 − 改善前值）/改善前值 ×100%

=（81 − 52.31）/52.31 ×100%

≈ 54.85%

（2）2013年自助打印验单情况。

① 2013年下半年自助打印验单情况。

**表5－81　2013年下半年验单报告自助打印机使用率**

| 科室 | 门诊验单报告总数（n） | 自助打印验单报告总数（n） | 自助打印验单报告的比例（%） |
|---|---|---|---|
| 内科系统 | 18 384 | 12 058 | 65.59 |
| 外科系统 | 24 158 | 14 947 | 61.87 |
| 妇科 | 76 736 | 71 636 | 93.35 |
| 儿科 | 33 295 | 29 195 | 87.69 |
| 其他 | 10 299 | 4 089 | 39.70 |
| 总计 | 162 872 | 131 925 | 81 |

② 2013 年上半年与下半年自助打印验单情况对比。

表 5 - 82　2013 年上半年与下半年自助打印验单情况对比表

| 项目 | 上半年 | 下半年 |
|---|---|---|
| 门诊验单报告总数（$n$） | 167 634 | 162 872 |
| 自助打印验单报告总数（$n$） | 87 681 | 131 925 |
| 自助打印验单报告的比例（%） | 52.31 | 81 |

从表 5 - 83 看出，2013 年上半年与下半年验单自助打印服务系统使用率差异有统计学意义（$x^2=30\ 508.44$，$P<0.01$）。

（3）门诊护士的服务理念和服务意识有所提高，变被动为主动。

（4）拉近了患者与护士之间的距离，护患关系更为和睦协调。

## 十、标准化

（1）科室对新进人员、见习生、实习生、志愿者等需进行门诊验单自助打印服务系统使用等相关知识及操作的培训。

（2）调整护士职责和排班，辅助自助打印班常态化。

（3）门诊护士长每月调查患者满意度，根据患者反馈的意见和建议不断改进，提高验单自助打印服务系统使用率。

# 参考文献


［1］中国质量协会. QC 小组基础教材（二次修订版）［M］. 北京：中国社会出版社，2008.

［2］徐明达. 创新型 QC 小组活动指南［M］. 北京：机械工业出版社，2012.

［3］罗家洪，薛茜. 医学统计学［M］. 北京：科学出版社，2008.

［4］赵耐青，陈峰. 卫生统计学［M］. 北京：高等教育出版社，2008.

［5］张晓红，李筠. 危重病人早期肠内营养的临床应用与护理［J］. 护理研究，2005（26）.

［6］叶向红，倪元红，王新颖等. 外科危重病人肠内营养支持的观察和护理［J］. 肠外与肠内营养杂志，2003，10（4）.

［7］郑煜. 实用护理质量管理［M］. 郑州：郑州大学出版社，2006.

［8］李继平. 护理管理学（第 2 版）［M］. 北京：人民卫生出版社，2007.

［9］彭刚艺，陈伟菊. 护理管理工作规范（第 4 版）［M］. 广州：广东科技出版社，2011.

［10］宋喜玲. 八项质量管理原则在手术室护理质量效果评价中的应用［J］. 中国医学创新，2011，8（1）.

［11］许诺，周永刚，魏玮等. 系统追踪法在药品管理中的应用实践［J］. 东南国防医药，2014，16（2）.

［12］彭昌琼. 高原地区病房应用以患者为中心的护理模式的效果［J］. 北方药学，2013，10（3）.

［13］侯香传，李亚洁，夏燕飞等. 医护共同制定分级护理级别的可行性研究［J］. 中华护理杂志，2009（3）.

［14］韩世范，张倩，程金莲等. 分级护理决策护士的资质评定和培训提纲制订的研究［J］. 护理研究，2010，24（9）.

［15］陈玉平，李星，鲁玫等. ICU 护士对呼吸机相关性肺炎非药物预防措施执行的依从性［J］. 中华医院感染学杂志，2012，22（15）.

［16］中华医学会重症医学分会. 呼吸机相关性肺炎诊断、预防和治疗指南（2013）［J］. 中华内科杂志，2013（6）.

［17］张慧，吉凤华，刘卫荣. 强化护理教育在预防呼吸机相关性肺炎中的作用［J］. 护士进修杂志，2013，28（15）.

［18］程蕾，李星，罗霞娟. 预防呼吸机相关性肺炎循证知识及实践调查及分析［J］. 中国护理管理，2012，12（6）.

［19］王婷. ICU 护士预防呼吸机相关性肺炎的循证护理认知调查［J］. 护理学杂志，2008，12（24）.

［20］毛丽洁，周海晓，郑秀云. 集束化气囊管理策略预防呼吸机相关性肺炎的效果观察［J］. 护理学报，2014，10（20）.

［21］宿英英，黄旭升等. 神经系统疾病肠内营养支持操作规范共识［J］. 中华神经科杂志，2009，42（11）.

［22］中华医学会重症医学分会. 危重病人营养支持指导意见（2006）［J］. 中国实用外科杂志，2006，26（10）.

［23］陈章亮. 完善QC活动成果定量评审初探［J］. 电子质量，1997（1）.

［24］陈敏，陈雪玲，肖武等. ISO 9001质量管理体系应用效果评价研究进展［J］. 中国管理信息化，2014（18）.

［25］黄惠根，陈瀚熙，李华. 开展品管圈活动降低中心静脉导管堵管发生率［J］. 中国护理管理，2013（6）.

［26］刘琴华，孙洪，马三中等. 数理统计技术在QC小组活动中的应用［J］. 中国质量，2009（3）.

［27］姜晓菲. QC小组活动中的效果检查［J］. 中国质量，2009（6）.

［28］袁艺. QC成果评审应关注"五个对应"和"四种对比"［J］. 中国质量，2014（6）.

［29］陈春红，张惠琴. 激励措施在医院人力资源管理的运用［J］. 当代医学，2011（7）.

［30］王培玉，傅勇. 激励理论在企业管理中的运用［J］. 企业经济，2011（7）.

［31］德西蒙，沃纳，哈里斯. 人力资源开发—Human Resource Development（第3版）［M］. 北京：清华大学出版社，2003.

［32］欧青，杨小玲，古艳等. 胰岛素使用访谈工具在胰岛素治疗患者健康教育中的应用［J］. 护理学杂志，2012，27（19）.

［33］应佩秀. 持续质量改进在预防PICC置管并发症中的应用［J］. 护士进修杂志，2011（7）.

［34］尤黎明. 内科护理学［M］. 北京：人民卫生出版社，1987.

［35］陆群，姚孝娟等. 注射技术与2型糖尿病患者胰岛素治疗效果的关系［J］. 中华现代护理杂志，2011（24）.

［36］朱粉芳. 持续质量改进在静脉留置针规范护理中的应用［J］，护士进修杂志，2012（3）.

［37］赵国华. 碘对比剂外渗的防范和管理［J］. 临床合理用药杂志，2011（28）.

［38］毛燕君，叶文琴，田梅梅等. 含碘对比剂静脉外渗之护理管理规范探索. 中国护理管理. 2010，10（4）.

［39］张秀平，任杰平，张兰梅. 集束干预方案预防术中压疮的研究［J］. 中国护理管理，2012（7）.

［40］赵春明，赵红梅. 基于PDCA循环的绩效管理系统的构建［J］. 内蒙古科技与经济，2006（20）.

［41］Sriram K.，Jayanthi V.，Lakshmi R. G. et a1. Prophylatic Loching of enteral feeding tubes with pancreaiic enzymes［J］. *JPEN*，1997，21（6）.

［42］Fernandez J. F.，Levine S. M. & Restrepo M. I.. Technologic advances in endotracheal tubes for prevention of ventilator－associated pneumonia［J］. *Chest*，2012，142（1）.

[43] Nseir S. , Zerimech F. , Fournier C. et al. Continuous control of tracheal cuff pressure and microaspiration of gastric contents in critically ill patients [J]. *American Journal of Respiratory and Critical Care Medicine*, 2011, 184 (9).

[44] Thow J. C. , Johnson A. B. , Marsden S. et al. Morphology of palpably abnormal injection sites and effects on absorption of isophane (NPH) insulin [J]. *Diabetic Medicine : a Journal of the British Diabetic Association*, 1990, 7 (9).

[45] Henriksen J. E. , Djurhuus M. S. , Vaag A. et al. Impact of injection sites for soluble insulin on glycaemic control in Type 1 (insulin - dependent) diabetic patients treated with a multiple insulin injection regimen [J]. *Diabetologia*, 1993, 36 (8).

[46] Young R. J. , Hannan W. J. , Frier B. M. et al. Diabetic lipohypertrophy delays insulin absorption [J]. *Diabetes Care*, 1984, 7 (5).

[47] De Villiers F. P. . Lipohypertrophy—a complication of insulin injections. *South Africa Medical Journal*, 2005, 95 (11).

[48] Chan J. C. , Malik V. , Jia W. et al. Diabetes in Asia: epidemiology, risk factors, and pathophysiology [J]. *JAMA*, 2009, 301 (20).

[49] Shi Zumm. Prevalence of diabetes among men and women in China [J]. *The New England Journal of Medicine*, 2010, 362 (12).